Transtornos de ansiedade, estresse e depressões

CIP-BRASIL. CATALOGAÇÃO NA PUBLICAÇÃO
SINDICATO NACIONAL DOS EDITORES DE LIVROS, RJ

S515t

Serson, Breno
  Transtornos de ansiedade, estresse e depressões : conhecer e tratar / Breno Serson. – São Paulo : MG Editores, 2016.
  200 p. : il.

  Inclui bibliografia
  ISBN 978-85-7255-119-9

  1. Depressão mental - Tratamento. 2. Doenças mentais - Aspectos sociais. 3. Psicanálise. I. Título.

16-31311   CDD: 306.461
                                            CDU: 316.74:616.891.6

www.mgeditores.com.br

Compre em lugar de fotocopiar.
Cada real que você dá por um livro recompensa seus autores
e os convida a produzir mais sobre o tema;
incentiva seus editores a encomendar, traduzir e publicar
outras obras sobre o assunto;
e paga aos livreiros por estocar e levar até você livros
para a sua informação e o seu entretenimento.
Cada real que você dá pela fotocópia não autorizada de um livro
financia o crime
e ajuda a matar a produção intelectual de seu país.

Transtornos de ansiedade, estresse e depressões

Conhecer e tratar

BRENO SERSON

MG EDITORES

TRANSTORNOS DE ANSIEDADE, ESTRESSE E DEPRESSÕES
Conhecer e tratar
Copyright © 2016 by Breno Serson
Direitos desta edição reservados por Summus Editorial

Editora executiva: **Soraia Bini Cury**
Assistente editorial: **Michelle Neris**
Capa: **Alberto Mateus**
Diagramação: **Crayon Editorial**
Impressão: **Sumago Gráfica Editorial**

Este livro não pretende substituir qualquer
tratamento médico. Quando houver necessidade, procure
a orientação de um profissional especializado.

MG Editores

Departamento editorial
Rua Itapicuru, 613 – 7º andar
05006-000 – São Paulo – SP
Fone: (11) 3872-3322
Fax: (11) 3872-7476
http://www.mgeditores.com.br
e-mail: mg@mgeditores.com.br

Atendimento ao consumidor
Summus Editorial
Fone: (11) 3865-9890

Vendas por atacado
Fone: (11) 3873-8638
Fax: (11) 3872-7476
e-mail: vendas@summus.com.br

Impresso no Brasil

DEDICO ESTE LIVRO ÀQUELES que me ensinaram, sobretudo a todos os meus pacientes. Também aos meus mestres da Faculdade de Medicina da Universidade de São Paulo, do seu Instituto de Psiquiatria e do seu Hospital das Clínicas, aqui representados pelos meus preceptores, doutores Helio Elkis e Francisco Lotufo Neto.

A Lucia Santaella, da Pontifícia Universidade Católica de São Paulo.

A Michel Balat e Joëlle Réthoré, da Université de Perpignan, França.

A Jean Petitot, da École des Hautes Études en Sciences Sociales, Paris.

Sumário

APRESENTAÇÃO 9

INTRODUÇÃO 13

1 DEFININDO OS TRANSTORNOS ANSIOSO-DEPRESSIVOS (TADs) 23

2 MEMBROS DA FAMÍLIA TAD 33

3 OS MEDICAMENTOS, SEUS EFEITOS E MITOS 55

4 A PSICOTERAPIA 75

5 MEDIDAS GERAIS EM TAD: AS CINCO VERTENTES 87

6 PRAGMATISMO MÉDICO E A MEDICINA "IDEAL" 179

DEPOIMENTOS E LEITURAS QUE PODEM AJUDAR 191

REFERÊNCIAS BIBLIOGRÁFICAS 193

OS COLABORADORES 198

Apresentação

ESTE LIVRO BUSCA EXPLICAR ao público geral, em linguagem não técnica, os transtornos de saúde relacionados ao estresse, às ansiedades e às depressões, bem como seus tratamentos convencionais com medicamentos e/ou psicoterapia. Com base em minha experiência de quase 30 anos como psiquiatra e psicoterapeuta, sobretudo com pacientes portadores desses tipos de transtorno, acabei também por valorizar e prescrever outras medidas complementares de tratamento, fundadas na evidência de seus benefícios irrefutáveis.

Tais medidas, denominadas *gerais*, são hoje entendidas no contexto da chamada medicina "complementar" ou "integrativa" à psiquiatria convencional, sendo pesquisadas e adotadas pelas mais respeitadas escolas médicas do mundo. Elas podem abranger: readequação alimentar e nutricional; atividades e exercícios físicos; correção de biorritmos de sono, luz natural e repouso; uso de novas tecnologias médicas; ioga, meditação e acupuntura.

Acredito que também contribua para a melhora do paciente a consideração de aspectos espirituais, filosóficos e de mudanças de estilo de vida e do cuidado de si. Por meio do diálogo constante com o paciente, o psiquiatra *ideal* procura compreender o que faz mal ou bem a cada um, propondo então a correção de desequilíbrios corporais e mentais.

À moda de um parteiro, esse médico ideal tenta paralelamente ajudar o paciente a "dar à luz" um *autoconhecimento* que o leve da doença à saúde e a um melhor desfrute da vida. Por exemplo, a pessoa passa a nadar duas vezes por semana, melhora a alimentação, reduz os estresses evitáveis, reconsidera modos de trabalhar e de gerenciar o uso do tempo. Adota, enfim, a atitude de cuidar de si para evitar permanecer indefinidamente em tratamento.

Para obter essas mudanças, creio ser necessário priorizar o *vínculo* de confiança e boa-fé entre psiquiatra e paciente. Desse modo, este último consegue compreender e racionalizar seus problemas, bem como as opções e variáveis do tratamento. Busca-se, com a persuasão adequada, que ele *ponha em prática* o tratamento proposto partindo do conhecimento de seus problemas médico-psicológicos – partilhados pelo psiquiatra em *linguagem compreensível* e individualizada.

Assim, este livro acaba também por revisitar, em contraponto à crescente tecnificação da psiquiatria, as antigas artes médicas e retóricas que remontam aos gregos de 2.300 anos atrás, como as de Hipócrates e de sua escola médica. Essa medicina, que nunca perde a atualidade, já debatia a ética, a técnica e a filosofia de compreender a singularidade de cada indivíduo que se torna paciente, tendo como fim último o bem-estar deste.

Inicio o livro descrevendo os transtornos ansioso-depressivos – abreviados pela sigla TAD –, diferenciando-os de outros problemas médico-psiquiátricos e também dos momentos de estresse, ansiedade e depressão que todos nós vivenciamos. A seguir, apresento transtornos ansioso-depressivos específicos, que abarcam uma família de problemas que caracteristicamente respondem aos mesmos tratamentos – feitos à base de medicamentos antidepressivos, psicoterapias e medidas gerais.

A "família" TAD é composta por: depressões maiores; depressões menores (distimias); transtorno de ansiedade generalizada; medos excessivos (fobias); transtorno do pânico; transtorno obsessivo-compulsivo (TOC); transtornos psicossomáticos (somatizações); e hipocondrias.

Falo inicialmente do diagnóstico dos TADs e do tratamento com remédios, sobretudo antidepressivos: seus efeitos desejados e colaterais, os tempos e transcursos possíveis do processo, as dosagens e os mitos sobre a medicação psiquiátrica.

O capítulo seguinte, escrito em parceria com a psicanalista Silvia Brasiliano, trata das psicoterapias e de suas indicações e perspectivas como medida de tratamento. Descrevemos sobretudo as variantes cognitivo-comportamentais, psicodinâmicas e psicanalíticas.

A seguir, abordo as várias medidas de tratamento não farmacológicas nem psicoterapêuticas, as chamadas medidas gerais, que são agrupadas em cinco vertentes. A primeira delas, que denomino "natural", corresponde ao antigo aforismo médico *mens sana in corpore sano* (mente sã em corpo são). Em seção escrita com o educador físico Eduardo César, enfatizo a *atividade* e o *exercício físico* como importantes elementos no tratamento dos TADs. Depois, em colaboração com a nutricionista Adriana Trejger Kachani, explico que a *alimentação* e a *nutrição* adequadas constituem matéria-prima para a saúde corporal e mental. Também são abordadas ações ligadas à boa regulação dos *ritmos biológicos*, de sono/vigília, de luz natural/sol e de trabalho/descanso e suas relações com as substâncias cerebrais implicadas no bem-estar (neuro-hormônios e outras).

A segunda vertente é o que chamo de "medicina do bom senso". Procuro esclarecer como a família e os amigos podem ajudar nos TADs e indico formas de reduzir os estresses elimináveis, isto é, como a razão pode modular as emoções. Falo do amadorismo, dos hobbies e da arte como terapia, bem como do uso/abuso de drogas lícitas e ilícitas por portadores de TADs.

A terceira vertente engloba medidas de tratamento de origem oriental que podem ser integradas aos tratamentos convencionais. Em colaboração com o médico especialista Norvan Leite, discorro sobre o uso de acupuntura e medicina tradicional chinesa. As medidas de harmonização corpo-mente, representadas pelas práticas e técnicas da ioga e da meditação, foram escritas com Daniela Carmona, professora e pesquisadora.

Já a vertente tecnológica é representada pelas técnicas de bio-monitoramento e *biofeedback* no controle de sintomas ansiosos, pelas técnicas de reprogramação do movimento dos olhos (usa-das em condições de estresse pós-traumático) e pelo tratamento com estímulos eletromagnéticos. São também apresentadas perspectivas futuras no tratamento dos TADs, como novos medicamentos, exames e procedimentos.

A última vertente corresponde à seguinte pergunta: fé ou filosofia ajudam a combater os TADs? Sabe-se que a espiritualidade, a religiosidade e a fé podem beneficiar alguns pacientes, enquanto outros encontram respostas para suas inquietações existenciais no enorme legado da filosofia ocidental. Partindo desta, enfoquei as ideias de Epicuro, Sêneca e Sartre como modos de enfrentar a vida e desfrutar dela.

O capítulo final discute como o chamado pragmatismo médico pode orientar os tratamentos: por exemplo, se pesquisas e evidências mostram que determinada medida de tratamento é de fato eficaz, com baixos riscos e custos para a saúde, esta pode ser adotada. Trata-se de integrar medidas de tratamento de vertentes diversas, buscando a potencialização mútua e a sinergia. Retomo, dessa forma, a figura do psiquiatra ideal: aquele que conjuga medicação, psicoterapia e as medidas gerais descritas nas cinco vertentes e em outras mais.

Por fim, esclareço que este livro se destina não só a quem tem o transtorno e a seus familiares e amigos, mas a qualquer pessoa que queira conhecer melhor os momentos depressivos e as angústias que todos vivemos, a fim de equacioná-los e reduzi-los com mudanças de atitude e cuidados específicos. O fim último é a melhor qualidade de vida, bem como o desfrute desta.

O AUTOR

Introdução

Sócrates: A medicina tem, de certo modo, o mesmo caráter da retórica.

Fedro: Como?

Sócrates: Em ambas é necessário analisar uma natureza [*physis*]: a do corpo em uma, a da alma na outra, não somente como uma rotina e uma prática, mas como uma técnica [*tékné*], para ministrar ao corpo remédios e alimentos e produzir assim, nele, saúde e força; e para a alma, raciocínios [*lógos*] e ocupações justas para lhe transmitir a convicção que queiras e a virtude que é desejável, mediante os discursos e a argumentação honesta[1]. (adaptado de Platão, 1986, p. 110)

Insônia, falta ou excesso de apetite, nervosismo, medos, esquecimentos, indecisões insistentes, culpas, não conseguir divertir-se de verdade, recontar e remoer os mesmos temas, ter falta de ar, crises de ansiedade, aperto no peito, tonturas, infecção a toda hora, pensamentos angustiantes: você reconhece isso? São todos sintomas físicos e mentais que podem indicar um transtorno de ansiedade ou depressão, mal que atinge cada vez mais a sociedade contemporânea.

Existe um nível aceitável de problemas. Se levarmos ao pé da letra a sátira de Machado de Assis em *O Alienista* (2014), poderíamos dizer que, olhado de perto, ninguém é normal de mente ou corpo – e aí internaríamos todo mundo.

É enorme a dificuldade para estabelecer o que é normal. Tudo é humano, tudo pode, tudo, afinal, ocorre ("Sou um homem:

---

1. Conceitos-chave em grego acrescentados pelo autor.

nada do que é humano me é estranho", dizia o poeta e dramaturgo Terêncio no século I a.c.). Consideramos um comportamento doentio, patológico, porém, se este atinge tal grau de intensidade que comprometa atividades usuais de trabalho, estudo, convivência, lazer, socialização – enfim, o desfrute da vida – ou se faz o indivíduo passar por graves e contínuos sofrimentos e limitações de suas possibilidades existenciais.

Todos nós temos momentos depressivos leves, até como reação natural a acontecimentos ruins. Em algum grau, a depressão é natural e adaptativa. No tempo das cavernas, o homem caçava o mamute com uma lança precária, fazia um esforço terrível, quase morria, machucava-se e tinha dores; ficava três dias largado num canto, sem querer interagir. Nesse caso, a depressão teria um sentido de recuperação. Ela só é um problema médico após passar a certo grau de sofrimento e comprometimento; seria o caso se nosso homem das cavernas não quisesse mais sair de sua toca nem caçar de novo, ficando sem comida e em perigoso jejum.

O mesmo raciocínio vale para a ansiedade e as reações de estresse e medo. Sem elas, não faríamos quase nada, nem estaríamos aqui, porque os leões já teriam devorado nossos ancestrais. A ansiedade está relacionada às reações de lutar ou fugir e ao desempenho. O estado de ansiedade, por exemplo, deixa o piloto mais alerta e preparado antes da corrida ou da decolagem, da mesma forma que deixava o homem pré-histórico ligado no momento da caçada.

Os mecanismos cerebrais são adaptativamente feitos para conferir se tudo está certo, atacar o mamute quando há fome ou, se no meio do caminho encontrarmos um leão, identificá-lo rapidamente, sair correndo com aquela energia extra, assustados, porém lúcidos, subindo num ímpeto na primeira árvore. Mas em que momento a ansiedade circunstancial vira angústia contínua ou recorrente e deixa de ser normal? Quando, por exemplo, só se pensa em um leão imaginário atacando; quando só se vive no medo.

O problema surge quando tudo é excessivo ou desproporcional – quando, por exemplo, em vez de melhorar o desempenho, a ansiedade exponencial o faz cair a zero. É a típica história daquele excelente aluno "nervoso" que vai fazer o vestibular: estudou como louco, sabia tudo e, na hora, esqueceu o que aprendeu, entregou a prova em branco e saiu chorando.

FIGURA 1. Curva de estresse *versus* performance.

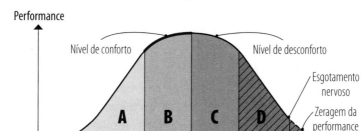

A comido por leão
B piloto de corrida ou aviação
C caçador de mamute em caçada difícil
D vestibulando em esgotamento nervoso

FONTE: <HTTP://WWW.VISTRATESS.COM>, ADAPTADO PELO AUTOR.

Todo mundo tem um pouco de ansiedade e depressão de vez em quando, mas às vezes o motivo do abatimento ou da reação de angústia – a morte de um parente ou uma violência sofrida, por exemplo – passa e a pessoa não se recupera.

Uso muito no consultório, com meus pacientes, a imagem do coqueiro com o vendaval. Há um tremendo estresse, o coqueiro se dobra com a tempestade, às vezes perde umas folhas, mas torna a ficar em pé. Porém, algumas pessoas, em certos momentos frágeis, assim como certas árvores, mesmo com uma ventania não tão forte, quebram. A tempestade passa e elas não se levantam. Há uma ruptura.

Um rio pode ter uma enchente; quando a chuva acaba, ele retorna ao seu leito. Às vezes, porém, ele não volta a ser como era, muda o curso, alaga tudo. Se quisermos que ele volte ao curso original, é preciso intervir ativamente. É o que faz o psiquiatra no campo dos transtornos mentais, dos sintomas apavorantes e das inibições de vida. O grande especialista suíço Binswanger (1881--1966) falava em "ruptura de um projeto existencial" na vivência de graves crises psíquicas.

Alguém que está mudando de país, passando por um processo de seleção de emprego ou estudando para um concurso difícil, casando ou tendo um filho pode ter momentos de angústia, insônia ou dor e queimação no estômago. Depois de passar pela provação, volta ao normal. Se não voltar, é sinal de que se instaurou um desequilíbrio, o qual pode chegar até mesmo na forma de uma úlcera no estômago, que gera dor contínua – que, por sua vez, gera mais mal-estar. Esse desequilíbrio, tanto em qualidade como em quantidade de sintomas, é o que o psiquiatra busca reconhecer e diagnosticar, e, consequentemente, tratar.

É também preciso investigar as causas da ansiedade e da depressão. Primeiro, deve-se suspeitar de algum problema corporal, como anemia, ou ligado ao consumo de substâncias, como remédios ou drogas. Na grande maioria dos casos, porém, não se encontram tais problemas, também chamados de "causas orgânicas". Estes podem, em geral, ser detectados pelo diálogo clínico e por exames rotineiros, como os que revelam, por exemplo, baixas taxas hormonais ou de vitaminas, inflamações, infecções ou tumores.

Um grupamento de queixas e sintomas ansiosos e depressivos sem causas orgânicas evidenciáveis constitui a grande maioria dos casos que eu chamo neste livro de transtornos ansioso--depressivos, ou TAD. Essa sigla engloba, como veremos, não só a ansiedade e a depressão de variadas intensidades, entendidas como transtornos, doenças e males relacionados, mas também o transtorno obsessivo-compulsivo (TOC), as fobias, o transtorno do pânico, as somatizações e as hipocondrias.

TRANSTORNOS DE ANSIEDADE, ESTRESSE E DEPRESSÕES

Os TADs constituem o que se chama em medicina de diagnóstico "por exclusão", feito quando os meios de detecção convencionais não mostram causas orgânicas conhecidas e catalogadas que expliquem o quadro. Descartadas, assim, possíveis causas orgânicas e estabelecido o diagnóstico de TAD "por exclusão" destas, essa família de transtornos é então tratada usualmente com medicamentos, psicoterapia ou ambos. Este livro procura dar ênfase, todavia, a um terceiro e importante recurso: a mudança do estilo de vida, da maneira de se viver, do cuidado de si por uma série de *medidas gerais* favoráveis ao tratamento e à prevenção dos diversos subtipos de TAD, que as pessoas podem conhecer e adotar.

Em geral, o paciente com TAD vem ao consultório com queixas de mal-estar que passaram de um limite suportável, ou encaminhado por clínicos gerais que, apesar de verificarem sintomas muitas vezes físicos, não encontraram nenhuma doença que explicasse de modo plausível o seu mal-estar. Trata-se de um indivíduo que às vezes vai ao pronto-socorro com tremores incontroláveis ou formigamentos, ou frequenta a enfermaria da empresa com pressão alta por conta do nervosismo, ou, ainda, desenvolveu medos, fobias e inseguranças que, no limite, se tornaram incapacitantes.

Melhora da saúde, quando se trata de ansiedade e depressão, consiste em restaurar o bem-estar geral do paciente e não apenas obter o alívio de alguns sintomas, como dificuldade de iniciar o sono ou desconfortos corporais. É também restabelecer sua liberdade, sua autonomia, seu potencial, sua qualidade de vida e sua felicidade.

Mesmo quando o paciente toma o remédio ou faz psicoterapia, ele precisa, em médio prazo, criar condições para voltar a ter uma vida "normal", sem uma recaída quando o tratamento é suspenso. A ideia é que ele não deve se tornar um dependente eterno do psicoterapeuta e do psiquiatra.

Tanto a depressão quanto a ansiedade podem ser ou se tornar problemas crônicos, tendência que podemos reverter em algum grau. Isso não se consegue apenas com remédios e psicoterapia. Mais do que consciência, é preciso ter *vontade* e *ação* para mudar, sabendo o que é importante mudar. Se bem orientado, o paciente pode entender e, assim, tentar modificar certas coisas; ou, inversamente, saber quando não pode mudar e processar esse fato dentro de si, buscando adaptar-se e aceitar-se.

Objetiva-se com este livro explicar o que são ansiedades, depressões e outros males da mesma "família" e os meios de tratamento reconhecidos, dando ênfase, sobretudo, às chamadas "medidas complementares e gerais" – além da farmacoterapia e da psicoterapia convencionais. Valoriza-se a ideia de uma medicina integrativa que conjugue esforços de tratamento e possa prevenir problemas, diminuindo a possibilidade de os transtornos se repetirem no futuro. São orientações gerais que buscam dar a medida do que fazer e de quanto fazer, de acordo com cada caso.

A ALIANÇA FUNDAMENTAL ENTRE MÉDICO E PACIENTE NO TRATAMENTO

A MISSÃO DO MÉDICO é encontrar dentro do tratamento a melhor relação de risco/custo *versus* benefício para o paciente. No caso dos TADs, mais do que em outras áreas da medicina, o psiquiatra precisa instituir um *vínculo* emocional com o paciente, o que passa a ser instrumento essencial ao tratamento.

Como qualquer outro médico, o psiquiatra pode indicar uma tomografia, exames de sangue, dar meio comprimido de remédio. Porém, em qualquer especialidade médica, se não houver uma vínculo de confiança e respeito mútuos, o paciente não segue o tratamento, não faz os exames e não toma (ou toma errado) os remédios. Assim, o resultado não é bom.

É preciso entender o contexto, a demanda e as queixas clínicas de cada um para formular uma proposta de tratamento que se encaixe nas necessidades amplas do paciente, sejam físicas ou psicológicas. O médico de qualquer área busca as condições mais corretas e factíveis e menos penosas ou dolorosas para o paciente recuperar seu bem-estar. Também se deve ouvir a pessoa – *única* entre 7 bilhões de terráqueos – para criar um "vínculo terapêutico", conceito técnico que define a relação adequada entre médico e paciente. Isso historicamente foi entendido e teorizado pela psicologia, mas vem da arte médica milenar, multicultural, sendo, de forma geral, uma postura requerida do médico e do psiquiatra em particular.

Ainda assim, o psiquiatra é diferente dos médicos em geral. Se alguém entra num pronto-socorro com o braço quebrado, por exemplo, o ortopedista manda tirar um raio-X, colocar o gesso, retirá-lo semanas depois e fazer fisioterapia. Basta um mínimo de confiança para o paciente seguir suas recomendações. Independentemente da relação do paciente com esse especialista, o osso vai se consolidar. No caso do clínico geral, o grau de vínculo tem de ser bem maior; o médico precisa olhar a pessoa no olho, escutar a queixa, dialogar com o paciente, entender o que está acontecendo para, então, fazer o diagnóstico e prescrever o tratamento. Na psiquiatria, a relação entre médico e paciente é ainda mais importante. O psiquiatra está no extremo oposto do ortopedista. O sucesso do tratamento depende muito mais de sua relação com o paciente. Ele precisa lidar com a idosa assustada, com o fortão prepotente, com a hipocondríaca tímida, com o rapaz que pesquisou no Google, acha que sabe tudo e aparece com o nome do remédio em um papel dizendo: "Eu quero esse".

Existe um termo da Grécia antiga que define bem como age um remédio na medicina e na psiquiatria em particular: o *pharmakon*. Na época do médico grego Hipócrates (300 a.C.), definia-se *pharmakon* como uma substância vegetal ou animal que fosse considerada remédio, desde que *associada* à palavra do médico no *contexto* de um tratamento.

Em dose baixa, uma substância pode ser inócua; em quantidade excessiva, é veneno; na dosagem adequada, torna-se um medicamento. Há muitos medicamentos, como o ópio e as flores da *Digitalis purpurea*, já usadas na medicina antiga, cuja dose tem de ser bem precisa, a fim de melhorar, respectivamente, a dor e a fraqueza do coração. Em dose um pouco mais alta, podem ser fatais. No efeito obtido pelo *pharmakon*, não apenas as características da substância ingerida, mas também a conduta e a palavra do médico a respeito dela e da expectativa de seu uso promovem a cura. O diálogo do psiquiatra com seu paciente, portanto, já equivale a ministrar o medicamento. É o que ocorre quando uma pessoa melhora logo ao sair da primeira consulta, antes de usar qualquer medicação.

Na medida do possível, o médico deve partilhar o raciocínio clínico envolvido no decorrer da consulta médica, gerando confiança. Não pode fazer falsas promessas nem enfatizar demais ou exagerar os efeitos esperados e colaterais. Isso não dá certo. É preciso fazer que o paciente saiba do tempo que o tratamento leva para funcionar, das expectativas realistas, dos riscos, dos efeitos desejados ou inesperados. Isso também ajuda a fazê-lo melhorar.[2]

Em suma, remédio faz efeito pela associação da substância com o que se espera dela. É admirável como certas pessoas que têm dores de cabeça constantes ou outros problemas relacionados aos TADs sentem-se melhor com um remédio inócuo, uma simples pílula de farinha, se comparadas com outras que não recebem nada – o efeito placebo. Já o sujeito que está com o braço engessado pode pensar o que quiser: não mudará nada na sua recuperação. Em muitas situações médicas, só de achar que vai melhorar, o paciente já o faz em algum grau. Na psiquiatria, a melhora situa-se também em campos ainda mais subjetivos, no "sentimento da pessoa no mundo", no seu temer/gozar o viver, na sua autoavaliação do passado e no seu "projeto de vida". Isso complexifica ainda mais o tratamento.

---

2. Esse tema é aprofundado no meu artigo técnico "Pharmakon e vínculo", 2009. Disponível em: <blogdobrenoserson.blogspot.com.br>.

TRATAMENTOS ALÉM DA MEDICAÇÃO

MUITOS DOS MEDICAMENTOS PSIQUIÁTRICOS atuais agem sobre os *neurotransmissores*, substâncias que regulam quimicamente o cérebro e atuam sobre as sensações e vivências de perigo, estresse, dor, prazer, concentração e bem-estar. Além dos neurotransmissores mais importantes sobre os quais agem os medicamentos atuais – serotonina, noradrenalina, dopamina, GABA –, essas sensações e vivências podem ser modificadas por outras medidas de tratamento, igualmente importantes na clínica psiquiátrica. A psicoterapia é uma delas. Em determinadas situações em que o problema é de origem tipicamente psíquica – o indivíduo sofreu graves maus-tratos na infância, *bullying* repetitivo, abusos sexuais –, o TAD responde bem à psicoterapia associada a outras medidas.

Pode-se dizer que a psicoterapia muda modos de pensar que geram ou derivam de certos sentimentos e, consequentemente, acerta os neurotransmissores dentro do cérebro, ainda que por uma via diferente. Esse é o grande mistério, a miséria e a grandeza da psiquiatria. Vai do cérebro para a mente, mas também ocorre o inverso. Tudo reverbera. E dá muita volta...

FIGURA 2. Relação mente-cérebro.

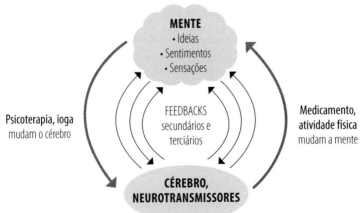

Nos casos de ansiedade e depressão, a mudança psicológica e de estilo de vida pode ter o efeito de remédios, na medida em que atua por outras vias sobre a produção de neurotransmissores e neuro-hormônios (como adrenalina, cortisol, endorfinas, melatonina, ocitocina e muitos outros), que, por fim, modulam finamente o estado físico e de espírito do indivíduo.

Por isso, além dos remédios, consideramos a psicoterapia e medidas de mudança de estilo de vida o tripé ideal para um tratamento completo. Podem ser úteis mudanças na alimentação, na atividade física e no sono, a reorganização dos relacionamentos e do uso do tempo, a eliminação de estresses evitáveis. Como veremos, podem-se associar recursos da chamada "medicina integrativa", como ioga, acupuntura, meditação, reeducação alimentar, *biofeedback* e outros.

Este livro busca, assim, partilhar conhecimento sobre os transtornos ansiosos e depressivos e os tipos de tratamento disponíveis, refletindo sobretudo sobre a integração de ferramentas convencionais e de medidas gerais benéficas. Objetiva-se obter, com isso, resultados para uma vida melhor.

1. Definindo os transtornos ansioso-depressivos (TADs)

INTRODUÇÃO

O PSIQUIATRA É UM médico especializado; faz a chamada "residência médica", estágio de três ou mais anos para se tornar especialista. Com isso, pode ser psiquiatra clínico (pede exames, medica) e/ou psicoterapeuta (ouve, dialoga, trabalha os problemas psicológicos do paciente). É, portanto, diferente do psicólogo, que pode ser também um psicoterapeuta pleno, mas não é médico, isto é, não pode prescrever medicações ou tratamentos médicos. Diferente também do psicanalista – tipo de psicoterapeuta com formação específica, que prescinde da especialização estritamente médica ou em Psicologia.

Trabalho há quase 30 anos como psiquiatra clínico e psicoterapeuta e acredito cada vez mais que o paciente precisa ser ouvido e compreendido de forma mais ampla, já que nem todos os problemas que chegam à consulta são estritamente médicos. Na realidade, a maior parte dos sofrimentos da mente humana ou relacionados a ela não corresponde a um diagnóstico médico – ou sua compreensão não deve se restringir *apenas* a isso.

O psiquiatra trata de uma série de problemas que precisam ser distinguidos. Minha conceituação de "transtornos ansioso--depressivos", foco deste livro, não é a oficial. Reuni aqui, sob a sigla "TAD", toda uma família de transtornos psiquiátricos que têm certas relações entre si, sobretudo em seu transcurso e sua evolução temporal e em diretrizes e orientações comuns de tratamento (mesmos remédios, psicoterapias, orientações clínicas).

Nas duas mais importantes classificações oficiais das doenças – o Código Internacional de Doenças (CID) da Organização Mundial da Saúde, usado pelos sistemas e planos de saúde brasileiros, e o americano *Diagnostic and Statistical Manual* (DSM), que é padrão em estudos sobre tratamentos medicamentosos –, algumas das condições clínicas que aqui chamo de TAD são classificadas de outro modo – por exemplo, "transtornos do humor" (como é o caso da depressão). Outras condições estão classificadas como "transtornos de ansiedade" e em outras categorias.

TAD E OUTROS TRANSTORNOS PSIQUIÁTRICOS

O NOME TAD ADOTADO neste livro exclui vários casos psiquiátricos mais graves. Dessa forma, ficariam de fora transtornos psiquiátricos como esquizofrenia, paranoia, depressão psicótica, depressões chamadas bipolares e outras condições que requeiram internação hospitalar; demências do tipo Alzheimer; e personalidades anormais e criminosas, como *serial killers*. Trata-se de casos psiquiátricos que têm diagnósticos e abordagens muito diferentes dos pacientes com TAD.

Também não são inclusos nos transtornos ansioso-depressivos as doenças neurológicas (como Parkinson e epilepsia) e os transtornos psiquiátricos de base corporal evidente – como uma disfunção da tireoide ou um tumor cerebral – nem alterações como retardo mental ou abuso grave de substâncias. Se alguém está com ansiedade ou depressão terrível porque é usuário de cocaína, lida-se com isso de outra forma.

A *psicose* é um transtorno mental mais grave e incapacitante, que gera perda de contato com a realidade. Corresponde ao que chamamos genericamente de loucura, que frequentemente se associava à própria imagem da psiquiatria e do psiquiatra. A esquizofrenia é uma psicose grave que costuma ter características paranoides (popularmente, mania de grandeza ou perseguição) – a pessoa acha que sempre há alguém observando-a ou, por exemplo, acredita ser Jesus e invade a missa anunciando isso.

Particularmente, excluo dos TADs o transtorno bipolar de humor ou depressão bipolar, em que há uma alternância entre fases de depressão – parecida com a depressão "unipolar" que descrevemos – e de grande euforia, irritabilidade ou raivosidade. O transtorno bipolar agrega um grande espectro de problemas diferentes, que vão do chamado Bipolar 1 – graves psicoses maníaco-depressivas – ao Bipolar 2, que alterna depressão com insônia, ansiedade e irritação, mas sem chegar a identificar uma grande "loucura". Já na chamada ciclotimia, a pessoa pode subitamente passar do céu ao inferno várias vezes por dia ou semana, muito além das oscilações de humor que nós todos temos.

A bipolaridade é diferente dos TADs, pois provavelmente tem mecanismos causais e questões genéticas diversas. Também é tratada com outros tipos de medicamento, embora certas mudanças no estilo de vida possam ser úteis em ambas as situações.

Procuro abordar neste livro problemas mais corriqueiros, responsáveis pelo maior número de atendimentos nos consultórios e ambulatórios de psiquiatria, situações também chamadas ao longo do século XX de "neuroses", "neurastenias" ou simplesmente nervosismo. Depressão, ansiedade e suas variações podem acometer qualquer um de nós, a qualquer hora. Nesse sentido, somos todos minimamente "neuras" e todo mundo pode estar perto dos TADs.

Os transtornos ansioso-depressivos incluem, assim, aqueles com forte componente de ansiedade e depressão que podem ser considerados doenças relacionadas: a ansiedade contínua, a ansiedade em crises (pânico), a hipocondria, as doenças psicossomáticas, o TOC, as fobias, a depressão leve e crônica (distimia). Todas elas têm em comum uma boa resposta ao mesmo tipo de remédios e à terapia, o que sugere mecanismos cerebrais e psicológicos em comum. Partilham também bom prognóstico, isto é, são em geral tratadas com êxito e com restituição do bom funcionamento anterior – a *restitutio ad integrum* depois de cada crise. Isso, porém, não quer dizer que esteja tudo resolvido.

Indivíduos que já receberam um diagnóstico de TAD são mais suscetíveis a ter algo semelhante de novo ou a sofrer com outro transtorno dessa mesma família. Há pessoas que têm uma única crise de depressão ao longo da vida, mas a tendência geral dos TADs, sobretudo os mais graves, é que estes sejam recorrentes, oscilantes em intensidade, crônicos e mutáveis, mesmo tratados. Estatisticamente, quem sofreu de depressão tem três vezes mais chance de ter outra depressão do que alguém que nunca recebeu esse diagnóstico.

Sem tratamento, os TADs podem melhorar e piorar caoticamente ao longo do tempo, mudar de sintomatologia predominante ou vir em crises incapacitantes, coincidindo frequentemente com períodos de maior estresse e fragilização. Uma pessoa, por exemplo, a certa altura da vida, vivenciou ataques de pânico tratou do problema, ficou bem por anos e, mais adiante, desenvolveu algo com característica claramente depressiva. Outra pessoa tinha muitas somatizações, apresentando dores e náuseas mesmo com todos os exames pertinentes normais. Foi tratada, não tem mais sintomas, mas tempos depois desenvolve um medo fóbico de viajar devido a um acidente de carro. Portanto, é necessário um tratamento abrangente, além de orientar o paciente de forma detalhada sobre sua condição, a fim de prevenir, impedir ou ao menos suavizar as crises.

COMO O MÉDICO CHEGA AO DIAGNÓSTICO DE TAD

COM BASE EM CERTAS queixas, no exame do paciente e no diálogo com ele, os psiquiatras procuram inicialmente identificar uma *síndrome*, isto é, um "conjunto coerente de sinais e sintomas clínicos catalogados". Note que uma mesma síndrome pode ser causada por várias doenças (princípio médico geral). Da caracterização de uma síndrome, busca-se chegar então a uma *hipótese diagnóstica* (hipótese da presença de uma doença específica) que a explique, ou seja, procura-se uma causa mais definida e orienta-se o tratamento em função dela.

Em psiquiatria, é comum demorar mais de uma consulta para chegar a diagnóstico(s) mais definitivo(s). Por vezes o paciente não sabe apresentar o seu problema; sabe apenas que não está bem ou se ressente de alguns sintomas – não dorme bem, sente-se desanimado ou com uma dor de cabeça esquisita ou tem a vista embaçada e raciocínio lento, por exemplo.

A investigação dessas queixas pode conduzir a descobertas clínicas. Ao fazer uma ressonância magnética ou um exame muito apurado do cérebro no paciente com dor de cabeça e vista embaçada, pode-se deparar com uma inflamação ou mesmo um tumor cerebral. No caso do raciocínio lento, os exames podem revelar algo bem mais corriqueiro, tal como um mal funcionamento da glândula tireoide, chamado de hipotireoidismo. Se os resultados apontam para um diagnóstico que exige intervenção mais específica, como no caso de um tumor evidente, encaminhamos o paciente a um especialista. Também é possível que alguém que está tomando remédio para baixar a pressão arterial, por exemplo, acabe entrando em depressão por causa dele, ou alguém que se trata com injeções de cortisona passar a ficar irritadiço e insone. Se o médico perceber a causa e puder mudar o remédio e o enfoque de tratamento, resolve boa parte dos problemas. Até mesmo a mera redução do excesso de café, colas, mates e chás-pretos pode reduzir a ansiedade acompanhada de dificuldade de iniciar o sono e tremor fino (o cafeinismo, condição pouco valorizada). Antigripais e outros medicamentos de balcão têm por vezes cafeína ou uma variante de adrenalina que deixa a pessoa insone bem no momento em que ela precisa repousar.

Outros causadores de sintomas de ansiedade e depressão são problemas de saúde concomitantes, ou seja, comorbidades. O obeso que fez a cirurgia de redução do estômago para emagrecer pode sofrer com efeitos colaterais da operação, como não absorver bem as vitaminas do complexo B. Isso acaba influenciando seu estado físico e mental.

Essa parte bem "clínica geral" da psiquiatria depende do conhecimento da medicina em geral e de áreas academicamente vizinhas, como a neurologia, a farmacologia e as neurociências. Quando, porém, o interrogatório e os exames clínicos não revelam nada – não é infecção, nem carência de vitamina, nem alteração detectável em um exame de imagem do cérebro, nem abuso de drogas ilícitas, como cocaína, ou lícitas, como remédio tarja-preta, cafeína, álcool, entre outras inúmeras possibilidades –, chegamos, enfim e por exclusão, ao diagnóstico psiquiátrico de TAD como diagnóstico principal.

Na prática, a *enorme* parte dos pacientes que vem ao consultório – talvez mais de 80% deles – não tem nenhum problema médico evidente que justifique a síndrome do tipo TAD, ou seja, não tem o que chamamos de "quadro orgânico de base". O clínico geral mais despachado ou "quadradão" diria ao paciente: "Você não tem nada, é só nervoso".

Porém, fatores como família, paixões, brigas, separações, dinheiro, rivalidades, inveja, problemas com o espelho, com a balança, com a Justiça e tantos mais entremeiam-se com outros psicológicos, físicos e existenciais que podem resultar em graves sofrimentos mentais e corporais sem produzir alterações perceptíveis em exames. São inúmeras as situações humanas que podem se acompanhar de ansiedade e depressão que justificam um tratamento.

Também existe a ansiedade e a depressão no câncer ou após ataques e cirurgias do coração, cujas vivências e tratamentos são sempre um período de grande pressão e apreensão. Muitas vezes, os problemas mentais e físicos estão ligados em uma cronologia e o TAD precede outra doença. Em idosos, a confusão mental pode fazer parte de um TAD; é típico um idoso aparentar ter Alzheimer, mas na verdade ter apenas uma depressão tratável (a chamada pseudodemência).

A depressão, chamada também "unipolar" ou "maior", situação prototípica dos TADs, é um dos principais problemas que acometem a humanidade. A Organização Mundial de Saúde (OMS) coloca-a como uma das cinco principais doenças do mundo em custo para a pessoa e a sociedade, ao lado de doenças cardiovasculares, câncer, hipertensão e diabetes. A depressão causa sempre alguma perda de qualidade de vida e afeta significativamente a taxa de mortalidade precoce. É o transtorno mental mais prevalente entre adultos jovens e produtivos. Já a ansiedade, que até certo ponto é normal e desejável, pode chegar ao transtorno do pânico, às fobias, à hipocondria e às somatizações, bem como ao transtorno da ansiedade generalizada (TAG) – condição patológica que também está no dia a dia de muita gente.

O psiquiatra tem de saber avaliar o grau e a escala da crise do paciente a fim de compreender o que ele tem de fato e o que deve ser feito. Diferentemente de ter vírus da mononucleose detectado em um exame de sangue, que não deixa dúvida quanto à existência da doença e explica o desânimo e fraqueza do paciente, é preciso pesar quanto *aquele* nível de ansiedade e depressão configura um caso clínico. Não basta a pessoa dizer que está ansiosa, que não dormiu direito à noite ou que está com dor de barriga de origem nervosa. Às vezes isso pode ser absolutamente normal na vida de qualquer um. Porém, há um ponto em que a ansiedade e a depressão se tornam patológicas.

Os TADs são por vezes identificados com base em outras queixas do paciente. Ele acha que está tudo péssimo e nada tem graça, fala de medos esquisitos, come e engorda demais, ou perde o apetite e emagrece demais. Fica numa bruta agitação sem que esteja acontecendo nada, ou tem desmaios se acontece qualquer coisa inquietante.

O desequilíbrio psíquico se reflete no corporal. A pessoa tem queimação e dor de estômago, falta de ar, contraturas musculares e travamento a toda hora, adquire ou agrava uma hipertensão arterial preexistente; são as *somatizações* ou *doenças psicossomáticas*, como veremos mais adiante. Nesses casos, os distúrbios por vezes não aparecem em exame; são funcionais, isto é, estão ligados à condição mental do paciente.

Entendo que todos esses transtornos formam um *cluster* – grupo, constelação ou família de problemas (TADs) que têm evolução e tratamento semelhante. Existe a hipótese de que todos estejam ligados aos mesmos mecanismos causais no nível do funcionamento cerebral, além de se comportarem de modo semelhante como padrão de doença e resposta a medicamentos específicos.

A ideia do *cluster* vem da reumatologia, na qual se descobriu algo muito interessante. A artrite reumatoide, que provoca dor e inflamação nas juntas, faz hoje parte de um grupo de doenças autoimunes – quando o organismo ataca os próprios componentes – que respondem tipicamente a medicamentos anti-inflamatórios chamados *corticoides*. Dessa forma, substâncias como a hidrocortisona passaram a integrar um tratamento básico para todo tipo de doença do *cluster* "autoimune", que pode ter os mais variados sintomas. Reforça-se a hipótese de que uma doença é mesmo autoimune quando se trata o paciente com corticoide e ele melhora.

O mesmo acontece com os TADs. O tratamento dessas condições é feito com a mesma família de remédios, basicamente chamados de antidepressivos, além da psicoterapia e de medidas gerais. Esses tratamentos partilham uma lógica, destacando a nebulosa clínica TAD do pano de fundo de outros transtornos psiquiátricos. É como se a resposta ao tratamento como um todo recortasse o grupamento de transtornos ansiosos e depressivos dos outros transtornos e doenças.

MEDICAMENTOS, PSICOTERAPIA E OUTROS TRATAMENTOS

O TRATAMENTO COM MEDICAMENTOS em geral funciona, mas o ideal é que ele seja acompanhado de apoio psicoterápico. Por vezes, o TAD é muito antigo e crônico. Em uma nova crise, o paciente pode voltar a tomar o remédio e, quando a farmacoterapia termina, apresentar as mesmas queixas. Os tratamentos psicoterápicos são importantes, mas nem todos os aceitam ou gostam da ideia.

É antiga a discussão sobre o que é melhor – se farmacoterapia ou psicoterapia. Os médicos argumentavam que o efeito do remédio é rápido (semanas). Ao tomar antidepressivo, logo o paciente deixa de ter crises de pânico ou náuseas e engulho ao alimentar-se e começa a dormir melhor. Já o psicoterapeuta dizia que o paciente tem de atacar as causas mentais que o perturbam para curar-se, não devendo depender indefinidamente dos remédios e/ou sofrer com os efeitos colaterais e riscos da medicação. Essa discussão, no entanto, está, de certo modo, ultrapassada. Ambas as correntes são a cara e a coroa da mesma moeda. Trata-se, afinal, de um dos mais antigos e veneráveis problemas filosóficos, que é entender a relação entre o corporal (via cérebro) e o mental (ou psíquico). Com base no pressuposto de que corpo e mente se influenciam reciprocamente, é possível agir sobre os TADs via medicamentos ou psicoterapia, ou associar os dois (veja a Figura 2, na página 21).

Já há certo consenso, porém, de que ambos os tratamentos podem ser colocados em prática: remédio e psicoterapia são complementares e se reforçam entre si. Essa associação dá ainda mais resultado se acompanhada de mudanças de vida que ajudem a combater as causas externas que contribuem negativamente para os TADs. Essa terceira perna de um tripé de apoio do tratamento são as *medidas gerais*, como são denominados tradicionalmente em medicina os cuidados que previnem pioras e/ou melhoram as respostas ao tratamento de base.

É fácil ilustrar a importância das medidas gerais. Se um paciente tem diabetes, pode tomar medicação. Isso, porém, não é tudo. Ele precisa alimentar-se de forma adequada, fazer atividade física e adotar uma série de outras orientações para viver melhor e ter menos prejuízo com a doença. Se o paciente tem pressão alta, precisa adotar um modo de vida também mais saudável: diminuir o sal na dieta, reforçando o efeito dos remédios apropriados, além de medir a pressão sanguínea com frequência. Com os TADs funciona da mesma maneira. A ideia é ter mente e corpo saudáveis de uma forma mais integrada, harmônica, holística – que engloba todas as partes, visando ao conjunto. Medicina convencional, psicoterapia e medidas gerais podem ser integradas; o tratamento dos TADs se torna, assim, mais efetivo e a melhora, mais consistente.

Soluções simples também são capazes de substituir medicamentos ou horas de terapia. Posso prescrever um remédio para dormir, mas sei por experiência com pacientes reais que, às vezes, simplesmente dormir de janela aberta diminui a insônia em pouco tempo. Há pacientes que hoje dormem mal porque leem no *tablet* antes de deitar – o aparelho emite luz diretamente nos olhos e dificulta muito o sono (isso foi notícia nas publicações médicas). Com uma simples caminhada de, por exemplo, 40 minutos por dia, já se obtém o remédio mais natural de todos, as *endorfinas*, que têm eficácia semelhante à dos medicamentos antidepressivos em casos mais leves e papel crucial no tratamento de transtornos de ansiedade e depressão. Uma pequena mudança de hábitos pode ajudar bastante.

2. Membros da família TAD

DEPRESSÕES

AS DEPRESSÕES CONSTITUEM O TAD mais frequente e representativo, já que 20% da humanidade entra em depressão pelo menos uma vez na vida. Pode-se dizer também que é uma das doenças mais prototípicas do nosso tempo, chamada pela literatura médica atual de desordem ou transtorno depressivo maior (MDD, de *major depressive disorder*) e de depressão unipolar.

Nessas condições, ocorre o predomínio do humor depressivo: falta de vontade, energia e prazer, ideias negativas e sombrias, alterações do sono e do apetite – entre vários sintomas possíveis. Nas depressões, é frequente encontrar muita ansiedade e, nos casos de ansiedade grave, é comum aparecerem momentos depressivos. Como distinguir uma coisa da outra? Como saber se a pessoa não está apenas triste, "estressada" ou desanimada?

Vimos que os sintomas isolados não são *a* doença. Valoriza-se um conjunto coerente de sintomas e sinais que se encaixam dentro de um quadro conhecido, configurando uma síndrome. Já que uma mesma síndrome pode ser causada por várias doenças (princípio médico geral), deve-se excluir as causas corporais e de uso de substâncias para chegar ao diagnóstico de TAD e, mais especificamente, de transtorno depressivo. O diagnóstico mais preciso depende dos sintomas que predominam.

Assim, nas depressões podem também aparecer crises de ansiedade, somatizações ou sintomas do tipo TOC, mas o que em geral predomina é uma sintomatologia ligada à dificuldade ou quase incapacidade de ter prazer pelas coisas. Isso recebe o nome técnico de anedonia, que é o contrário do hedonismo (almejar só o prazer). A pessoa deprimida sente redução de energia, fadiga, perde interesses; a autoestima e autoconfiança ficam baixas.

São frequentes nesse quadro a falta de perspectiva existencial ou a presença de perspectivas pessimistas, derrotistas e culposas. O sono muda: dorme-se demais ou de menos. Às vezes, o paciente não quer levantar de manhã e começa o dia com grande sofrimento. Pode existir o que chamamos de "variação circadiana do humor": a pessoa dorme mal e acorda péssima muito antes da hora; vai melhorando um pouco ao longo do dia e fica menos pior à noite. Essa oscilação de humor é típica em algumas depressões.

Nem todo mundo tem todos esses sintomas, mas em geral a pessoa com depressão apresenta vários deles, embora nem sempre os aponte como queixa. Isola-se, retrai-se em relação aos amigos e à família, não quer falar com ninguém, perde o desejo sexual. Pode ter perdido ou ganhado peso sem motivo, estar com infecções repetidas; as mulheres têm ciclo menstrual anormal e piora da TPM. Além disso, são comuns queixas e relatos de constipação, problemas intestinais, dores de cabeça e no corpo.

Em graus variados, a pessoa está chorosa, abatida, irritadiça, triste, perde a concentração o tempo todo e esquece o que acabou de fazer. Vive em estado de ruminação obsessiva (pensamentos-chiclete, repetitivos), tem uma sensação difusa de desesperança, de falta de valor, de culpa, indecisão. Pode ter preocupações exageradas com o corpo e com doenças (hipocondria), ou tudo lhe parece lento, difícil e penoso. Tarefas simples tornam-se hercúleas. Distrai-se com facilidade, a disposição diminui, as desistências se multiplicam.[3]

Existem também sinais e sintomas psicossomáticos estreitamente ligados à depressão. Tremores, espasmos, dores pioradas em

---

3. Veja a lista desses e de outros sintomas em Kaplan e Sadock (1992, p. 107-08).

geral, hiperventilação (respiração ofegante e geradora de mal--estar), sudorese, boca seca. A pessoa vai toda hora ao banheiro, ou não consegue deglutir bem, engole em seco, engasga, vivencia um aperto no pescoço, sente falta de ar. Tem a sensação de apreensão, de que alguma coisa errada vai acontecer; toca o telefone e, antes de atender, já acha que é notícia ruim. Relata hipervigilância, taquicardia, bolo na garganta, cólicas intestinais, fraquejamentos.

É comum as pessoas se queixarem, além de sintomas ansiosos e depressivos de menor monta, de que a memória, a atenção e a concentração pioraram, que não conseguem trabalhar direito, confundem-se com coisas simples. Há pacientes de 40 anos que me dizem: "Doutor, não me lembro mais de nada, acho que estou com Alzheimer".

Outras características psíquicas que podem ser dominantes na depressão são a melancolia e o julgamento interno de autoacusação. A pessoa se sente culpada de um monte de coisas, acha que fez tudo errado até então e que certamente tudo vai dar errado logo adiante, que está a um passo do precipício, vai fazer mal a si e aos outros que arrastou. Arrepende-se de ter assinado determinado documento, acha que vai ser prejudicada. De modo pervasivo e insidioso, aquilo vai virando um monstro. O indivíduo sente que não vale nada, que tudo que fez na vida foi uma grande enganação. Leva tudo para o lado mais pessimista; acha que será desmascarada e levada à desmoralização e à ruína. Isso beira a depressão psicótica, que é a perda de contato com a realidade; aí pode começar a dizer, por exemplo, que o documento foi falsificado pelo demônio.

Mesmo sem ser psicótica, a depressão grave chega muitas vezes a tais raias de desespero que a pessoa flerta com a ideia de morte. "Gostaria de dormir e nunca mais acordar" é um relato preocupante no consultório, dentro da ideia da "morte bem--vinda", que resolveria tudo e poria um fim ao sofrimento. A linha de segurança é transposta quando a ideia de cometer suicídio volta repetitivamente, seja como tentativa, para chamar a atenção, como um pedido de ajuda ou, realmente, como o suicídio consumado.

Autoagressividade, automutilação, cortar os pulsos e suicídio são riscos presentes nas depressões, devendo *sempre* ser avaliados pelo psiquiatra. De todo modo, essas depressões mais graves e com alto risco suicida e/ou agressivo, em geral de tratamento hospitalar, ficam fora do foco deste livro.

Todos nós podemos nos abater diante de uma realidade ruim ou sentirmo-nos emocionalmente abalados, deprimidos, apavorados. É normal, é humano, é parte do viver. A questão é o grau, a frequência e o tempo em que isso acontece. Tecnicamente, só se considera que a pessoa está em depressão se sua condição perdura por pelo menos duas semanas. Não é o caso, portanto, da moça que brigou com o namorado no fim de semana, ou do sujeito que perdeu o emprego anteontem e vai ao consultório do psiquiatra para pegar uma receita de remédio.

Hoje em dia há também um excesso de patologização na psiquiatria, tornando doença o sofrimento, as perdas, os lutos, os abatimentos e as frustrações – como se esses estados tivessem de ser abolidos a partir do momento em que passam a ser considerados "transtornos" pela cultura proativa e de desempenho incessante. Torna-se um trabalho ético necessário *autorizar* alguns pacientes a viver suas perdas (do namorado, do emprego, de um suposto *status*) sem torná-las um problema médico.

Por outro lado, existe uma tendência biológica e genética que induz a menor ou maior propensão às depressões, dependendo, entre outros fatores, da quantidade de certos neurotransmissores disponíveis no cérebro. Quando há grande propensão biológica, bastam estressores externos, ainda que pequenos, para desencadear esse tipo de transtorno.

Ocorre o mesmo em outros problemas de saúde. Assim, quem tem alergias no pulmão tende a apresentar asma/bronquites. Num lugar empoeirado ou mofado, uns não sentem nada, ou dão apenas um espirrinho. Já o asmático começa a puxar o ar como se fosse se afogar. Há também predisposição genética conhecida para situações como o diabetes e o câncer, por exemplo: nas estatísticas, quem tem problemas na família corre risco maior de também desenvolvê-los.

Sabemos por experiência que, no que se refere aos TADs, encontramos em geral outros casos na família do paciente; ansiedades e depressões aparecem com mais frequência entre familiares de alguém que já foi diagnosticado com TAD do que se perguntássemos num consultório de um ortopedista ou dermatologista.

Há doenças diretamente ligadas à carência de determinadas substâncias. No tempo do descobrimento, por exemplo, os marinheiros morriam de escorbuto nas longas viagens de caravela. Para descobrir o que causava as mortes, primeiro tentaram imaginar por que aquilo só acontecia no mar e as pessoas não tinham o mesmo problema em terra. Depois se verificou que era o consumo de frutas cítricas que evitava ou curava a doença: nos navios, até então, só havia bolacha e carne de sol. Mais tarde, descobriu-se que o agente das frutas que combatia o escorbuto era a vitamina C.

Entretanto, não se pode esperar encontrar uma relação tão direta entre causa e efeito para compreender os mecanismos da depressão. Não acredito que se descubra um ou mais fatores específicos que causem o problema, dada a complexidade do cérebro e do psiquismo humanos. Há mais de 300 neurotransmissores conhecidos e interconectados. A alteração de um sistema neurotransmissor altera o outro. É como a economia: mexe-se nos juros ou no câmbio e, com o tempo, altera-se todo o sistema, que é bastante complexo. Assim, não se pode dizer de uma pessoa com depressão: "falta de serotonina" ou "excesso de cortisol". O fato, porém, é que a depressão tem componentes de disfunção orgânica, como causa e/ou efeito.

Todos os órgãos podem apresentar disfunções. Digo aos pacientes: "O fígado não pode ficar doente, com hepatite? O verme na fruta mal lavada não causa problema digestivo? A junta não pode ter artrite? Então, por que o cérebro não pode adoecer? Ele tem funções abstratas como a 'alma' ou a 'personalidade', mas ainda assim pode funcionar mal, como o pâncreas, ou qualquer outro órgão. Não está no alto do corpo pairando acima do bem e do mal".

Além da propensão individual, existem fatores ambientais, psicológicos e de criação que disparam, facilitam ou determinam a depressão e outros transtornos ansioso-depressivos. A questão é complexa. Pode-se concluir que a pessoa teve uma infância ótima, não sofreu violências nem abusos, mas tem uma tendência biológica enorme para TAD, com vários casos na família. Nesse caso, o transtorno talvez surja de forma inesperada, mesmo para a pessoa mais tranquila e zen, sobretudo em situações de estresse. Por outro lado, há indivíduos que, mesmo sem tendência biológica nenhuma, são submetidos a tal nível de pressão, estresse e maus-tratos, desde a infância, que acabam desenvolvendo o problema.

Depois de muito debate, os pesquisadores concluíram que tanto fatores biológicos quanto ambientais e de criação são importantes para o desenvolvimento dos TADs. Em resumo, quem tem tendência biológica pode manifestar TAD em decorrência de um pequeno fator ambiental. Por outro lado, mesmo os indivíduos sem predisposição nem antecedente familiar podem enfrentar situações terríveis e cair num transtorno. E, por vezes, a pessoa já tem tendência biológica e ainda por cima sofre graves traumas psíquicos.

Nas depressões há uma grande variação de sintomas, de acordo com o indivíduo e seu momento. Pode-se ter mais ou menos ansiedade, mais ou menos melancolia, mais ou menos falta de vontade ou autoacusação, mais ou menos problemas cognitivos como perda de memória e dificuldade para pensar claramente e tomar decisões. Em alguns idosos, as queixas são sobretudo corporais.

FIGURA 3. Fatores ambientais *versus* biológicos em TADs.

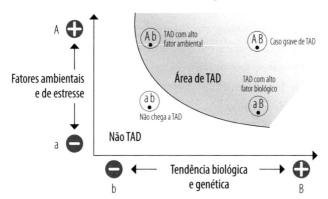

É possível sanar as crises e controlar satisfatoriamente o problema em longo prazo, mas isso depende de muitos fatores. Aquele com propensão biológica à depressão tem mais dificuldade de se curar em longo prazo do que alguém em quem a depressão foi disparada por uma circunstância de vida muito adversa, mas já superada, como a perda de metade da família em um acidente aéreo. Esse tipo de momento extremo pode levar a uma depressão natural, que coexiste com o luto. Porém, passado o momento, se o indivíduo conseguiu se refazer, segue adiante e talvez nunca mais manifesta a doença. Já quem tem grande propensão biológica para a depressão ou crises recorrentes deve tomar uma série de precauções – que envolvem psicoterapia e medidas gerais – para evitar recaídas.

Corre o risco maior de entrar em depressão também quem tem problemas corporais e dores crônicas, ou quem sofreu infarto, derrame e câncer. Imagine alguém com uma grave hérnia na coluna, inoperável. Vive o tempo inteiro com dores nas costas, sem esperança de melhorar, à base de analgésicos e anti-inflamatórios. Isso chama a depressão. O mesmo ocorre quando há maus hábitos alimentares, rotinas caóticas, falta de cuidado de si – enfim, um estilo de vida insalubre. Se o indivíduo usa demais certas drogas, lícitas ou ilícitas, o campo para a depressão se torna favorável. Como exemplo, temos a depressão ligada ao álcool: às vezes, em homens, seu componente causal majoritário é o uso excessivo da bebida.

Por outro lado, como veremos ao estudar as *medidas gerais*, há uma soma de fatores antidepressivos – como dormir bem, caminhar no parque, ter uma boa alimentação e relaxar – que precisa ser igual ou maior que o somatório negativo. É como num balanço financeiro: quando há desequilíbrio extremo nas contas, a empresa não aguenta, contrai dívidas e pode entrar em falência franca. É preciso avaliar os fatores protetores e os que pioram o estado da pessoa e investir em uma vida melhor, atentando para vivências ansiosas e depressivas.

DISTIMIA

Existem variações enormes quando se fala em depressão – de quadros graves, que excluímos da definição de TADs, até a chamada *distimia*, aquela depressão leve, de anos e anos de duração, na qual o indivíduo segue a vida, mas está sempre meio mal, se arrastando, pouco feliz. Quem não conhecia a pessoa antes pensa que é o jeitão dela. Essa condição está muito próxima da depressão, mas sua intensidade é diferente.

A pessoa parece já ser desse jeito: para baixo, irritada, mal-humorada, acha que tudo sempre pode dar errado; é o pessimista insistente, que desiste antes de começar. É o cara que alguns dizem ser "neurótico", ou então como Hardy, aquela hiena depressiva de um desenho animado dos anos 1960, cujo bordão era: "Ó, céus, ó, vida, ó, azar".

Tecnicamente, o rebaixamento crônico do humor da distimia poderia ser compreendido como um chamado transtorno de personalidade ("personalidade depressiva") ou, no limite, como o jeito de ser de alguém que não deveria ser medicado. Eu diria, mais uma vez, que o diagnóstico de distimia é definido pela avaliação do grau de sofrimento e inibição de bem-viver que acomete o indivíduo.

Quando se trata alguém assim, em geral a pessoa fica muito melhor. Com frequência, pacientes dizem se arrepender de não ter vindo ao consultório antes, pois assim teriam vivido muito melhor nos últimos anos. Entre os TADs, a distimia é talvez a condição que mais gratifica o psiquiatra. O paciente pode se tornar efetivamente mais feliz, e não mais o doente frequente, que vai de médico em médico com mil queixas e apreensões.

Graças aos antidepressivos modernos, tipicamente em doses baixas ou médias, à psicoterapia e às medidas gerais, o distímico contemporâneo melhora sobremaneira e agradece ao psiquiatra. Esse é o protótipo do paciente descrito em *Ouvindo o Prozac, uma abordagem profunda e esclarecedora sobre a pílula da felicidade* (Kramer, 1995), livro que causou boa polêmica em meados dos anos 1990, pois chegava a falar em mudanças nos "rumos de vidas" com o uso da pílula.

Como nos outros TADs, o distímico deve sempre tomar sua endorfina diariamente, na forma de caminhadas ou outras atividades físicas que o façam dar uma "suadinha"; cuidar da alimentação; receber a luz matinal, sobretudo se for insone; encontrar um *hobby* que lhe dê prazer, um lugar que o energize. É preciso achar o que lhe faz bem e, em psicoterapia, entender se consegue *se* fazer bem, se não tem culpas fantasiosas de "não excelência" ou "não merecimento", ou se não pratica uma autossabotagem sem se dar conta, como ocorre em alguns casos de obesidade.

TRANSTORNO DA ANSIEDADE GENERALIZADA (TAG)

DIFERENTEMENTE DA DEPRESSÃO, o transtorno da ansiedade generalizada (TAG) não tem característica autoacusatória e melancólica. Trata-se de uma ansiedade ou angústia que se descreve como um medo generalizado, um "medo do medo", iminência constante de algo ruim que nunca chega a acontecer, mas faz a pessoa ficar hipervigilante todo o tempo. Não tem um objeto ou foco preciso, como medo excessivo de doenças ou de voar. É uma apreensão difusa, aperto no peito, algo genérico. "Vai acontecer alguma coisa", diz o indivíduo. Mas o quê? "Não sei, mas vai", é a resposta.

A ansiedade pode ser *livre e flutuante*: a pessoa se encontra permanentemente em sobressalto, como se houvesse um leão solto por perto. Fica ansiosa sem razão ou por um motivo banal – a campainha toca e ela já imagina que vai cair o mundo.

Existe a ansiedade *antecipatória*, do "... e se acontecer algo ruim na situação A, B ou C... que *acho* que vou enfrentar?". Há também a ansiedade *reativa*: aquilo que já provoca ansiedade em todo mundo torna-se pior no indivíduo propenso ao TAG. Um oficial de justiça bate à sua porta: isso suscitaria ansiedade em qualquer um. No indivíduo com TAG, porém, ela vai às alturas e ele pode até perder os sentidos.

Além de fatores genéticos e biológicos, esse transtorno é um dos que mais se relacionam ao jeito dos pais e à criação; não é difícil entender como filhos de pais muito ansiosos tendem a ser também ansiosos ou a desenvolver outros transtornos.

Depressão e ansiedade podem se confundir, porque há depressões ansiosas e o *grau* dessa ansiedade pode ser semelhante em relação ao TAG. Entretanto, na depressão ansiosa há sintomas que só aparecem na depressão: a pessoa tende à autodesvalorização, à inércia, à falta de sentido e de vontade de viver. O ansioso generalizado, ao contrário, pode ter muita confiança, estar atento ao mundo, lutando para ter tudo sob controle todo o tempo. Consegue dar conta da vida, mas nunca relaxa e acaba um dia passando mal.

Com o excesso de neuro-hormônios ligados ao estresse, a pessoa com TAG apresenta alterações corporais características:

crises de taquicardia, respiração ofegante ou sufocada, formigamento na ponta dos dedos, extremidades geladas, suor frio, falta de equilíbrio e vertigem. Ou sofre de diarreia, queimações no estômago e de tonturas por hiperventilação (respiração ofegante). A pessoa raramente está relaxada ou calma, tem os músculos continuamente contraídos e, assim, sente dores e tensões musculares que realimentam o círculo vicioso da ansiedade, que é tônica e contínua.

O tratamento farmacológico implica os mesmos medicamentos antidepressivos empregados nas depressões, por vezes associados, no início do tratamento, a calmantes tarja-preta, soníferos ou outros medicamentos. Quando possível, estes últimos devem ser retirados assim que o paciente apresentar melhora; apenas o antidepressivo deve ser mantido em médio prazo (meses) ou longo prazo (anos).

Como veremos, além dos medicamentos e da recomendação de psicoterapias e medidas gerais comuns a todos os TADs, os TAGs se beneficiam particularmente de algumas medidas gerais ligadas à modulação da respiração (ioga, meditação, exercícios respiratórios, natação) e à regulação simpático-parassimpático (acupuntura, técnicas de *biofeedback*).

Uma pessoa tratada de TAG pode chegar a um equilíbrio desejável, embora sua personalidade ansiosa ainda se mostre aqui e ali. Mas a constante ansiedade antecipatória, a de base e também a reativa parecem agora semelhantes às dos indivíduos comuns, episódicas e racionalizáveis; o corpo já não sofre somatizações constantes, realimentando o sofrimento mental; goza-se mais a vida. Ponto para a dupla psiquiatra-paciente.

FOBIAS

AO CONTRÁRIO DA ANSIEDADE generalizada, que não tem um foco preciso, a fobia é um medo exagerado, incontrolável e irracional depositado em alguma coisa ou situação: voar, animais, elevador apertado, agulha ("Vi sangue e desmaiei") e até de cachorro, ainda que seja pequeno, de coleirinha, dentro de uma bolsa. Pode ser medo de ficar num lugar do qual a pessoa acha que não terá saída, literal ou metaforicamente, seja ele ermo e vasto, apertado, longo ou escuro, como um túnel, elevador ou o avião – onde se entra e não se pode pedir para descer.

Entre os tipos de fobia, está a *social*, caracterizada por uma ansiedade antecipatória e reativa diante de situações de interagir com outras pessoas: escrever, falar em público, comer, flertar. É como se fosse uma timidez patológica; a pessoa pode suar em bicas e sentir-se desmaiando ao dar uma palestra ou olhar para um rapaz.

Na *claustrofobia*, o medo é de estar em um lugar do qual se teme intensamente não ter saída. Se a pessoa chega a um restaurante lotado, cheio de salinhas, nem entra. Ou faz questão de ficar na mesa ao lado da porta. Elevadores e pequenas aglomerações podem se tornar impeditivos para a vida social de alguns.

Na *agorafobia*, a pessoa não consegue sair do espaço da sua casa, estar em grandes espaços abertos, porque acha que vai acontecer algo súbito e grave; é também um tipo de fobia muito ligada ao pânico. A pessoa pensa: "Se eu estiver em casa, estou ao lado do telefone e de tal pessoa, conheço o caminho do hospital".

Uma fobia pode originar-se num trauma, como uma mordida de cachorro ou uma situação mais perigosa em um voo. Entretanto, também emerge subitamente, sem motivo concreto. As fobias têm grande irmandade com vivências de pânico, a ponto de nos perguntarmos o que surgiu primeiro; a pessoa pode ter ataques de pânico do nada, passando depois a ter fobias de lugares e situações em que aconteceram os ataques. Um sujeito, após tomar um susto, como uma despressurização no avião, passa a ter medo de aeronave ou embarca sempre com um "medinho" a mais que antes, o que seria mais esperado. Certo grau desse medo de voar pode ser considerado normal; a perspectiva humana, afinal, não é a da ave para a maioria das pessoas. Mas há os que, voltando a voar após o susto, podem ter seu primeiro ataque de pânico; já estavam estressados, insones, e angústias mais profundas emergiram naquela noite de turbulência.

Nos casos mais graves, estar longe de casa passa a equivaler a ficar longe de qualquer socorro, e a pessoa passa mal só de pensar repetidamente nisso, como um TOC terrível. Só anda com um familiar do lado, ou não vai além do quarteirão de casa; tem três celulares de operadoras diferentes porque *algo* pode falhar em caso de emergência. Há quem fique vários anos sem conseguir sair de um pequeno perímetro.

Pequenas fobias podem emergir já na infância, ficar dormentes e ressurgir no adulto, sobretudo em virtude de grande estresse (por exemplo, um assalto), situações traumáticas (estupro) ou após ataques de pânico graves. Como os outros TADs, porém, são tratáveis com medicação, psicoterapia e medidas gerais. Já fobia grave constitui algo incapacitante, sendo seu tratamento fundamental para que a pessoa possa viver melhor. Mesmo uma fobia circunscrita a baratas deixa o indivíduo pouco à vontade mesmo no melhor hotel e faz que viva se intoxicando de inseticidas na própria casa. Há técnicas de psicoterapia específicas para quem tem fobias, como se verá adiante.

TRANSTORNO DO PÂNICO

O TRANSTORNO DO PÂNICO é também uma forma de ansiedade, mas uma ansiedade maciça, avassaladora, de início repentino, sem um fator externo desencadeante. Começa com a instalação súbita e aparentemente sem razão de um enorme mal-estar (crise de pânico). O coração dispara, a respiração fica visivelmente comprometida, a barriga dá pontadas. A pessoa entra numa angústia terrível, com a sensação de ataque do coração, de que vai desmaiar, ficar louca, sente-se horrorizada até com a possível morte imediata. Pressente que tem algo muito sério, que precisa ir urgentemente ao hospital. Sente-se mal como nunca. A ansiedade galopa, dispara como um cavalo sem rumo; não é mais medo de nada específico, mas o descontrole e o desamparo totais, o pavor; entra-se literalmente em pânico. É uma gravíssima e avassaladora crise de ansiedade, mas que faz um pico e volta; o pior dura cerca de meia hora.

Quem tem uma primeira crise de pânico pode voltar a tê-la outras vezes; se não tratada o quanto antes, ela vai se repetindo; tal repetição cria facilmente algumas fobias, ligadas ao lugar e contexto da crise, resultando no chamado transtorno ou síndrome do pânico. Por exemplo, uma pessoa que teve um ataque de pânico quando estava dirigindo pensa que vai bater e perder o controle do carro a cada penhasco, ponte ou faixa de pedestres; é a pior coisa do mundo. E desenvolve uma fobia de guiar, pelo medo excessivo de ter novamente um ataque do gênero. A partir daí, deprime-se: afinal, precisa do carro no dia a dia. Se o ataque de pânico acontece em uma fazenda, passa mal só de pensar em lugares sem socorro imediato; se foi num lugar fechado e abafado, pode desenvolver claustrofobia. A repercussão de crises e medos excessivos pode chegar ao extremo naquele fortão de dois metros que não consegue mais ficar desacompanhado, após meia dúzia de ataques em pouco tempo, pois desenvolveu agorafobia. É fácil entender que esse rapaz também se envergonhe e se deprima.

Esse é o processo mais comum – crise de pânico vira medo de crises –, mas pode acontecer também o contrário: a fobia enfrentada gera um ataque de pânico. Se o sujeito morre de medo de altura, tem de ir ao edifício mais alto da cidade para um compromisso profissional e abrem de repente todo um terraço envidraçado, ele, que já estava estressado, tem o ataque de pânico. Se tem fobia de sangue, por exemplo, e vê muito sangue num hospital, ou num lugar onde aconteceu um acidente, pode também ter uma crise. Keller (1997; 2000), autor de livros sobre pânico[4], é um exemplo disso: estava no carro, na rodovia que liga a cidade de São Paulo ao litoral, e teve uma crise. Então, ficou com medo de voltar a dirigir e demorou anos para guiar tranquilamente.

O tratamento do transtorno do pânico pode empregar calmantes tarja-preta por alguns dias ou semanas, até que o antidepressivo aborte completamente as crises e o paciente recupere a convicção de que estas não vão se repetir. É comum pacientes de TAD já chegarem tomando calmantes tarja-preta. Como em todos os TADs, deve-se excluir diagnósticos de problemas causados por fatores orgânicos (por exemplo, arritmias do coração) ou por utilização de substâncias (por exemplo, cocaína ou uso excessivo de inaladores para asma – as "bombinhas"). Em pessoas sensíveis, o excesso de exercício físico e o uso de maconha podem também determinar crises de ansiedade pânica.

Por vezes, o aspecto fóbico permanece muito tempo, mesmo com tratamento adequado e a abolição das crises de pânico; a caixinha do calmante tarja-preta por vezes não sai do bolso ou da bolsa do(a) paciente por anos, ainda que não tenha havido crises em todo esse tempo. O difícil nesse TAD não é abortar farmacologicamente novas crises de pânico, e sim tratar das persistentes fobias. A psicoterapia tem seu lugar aí.

TRANSTORNO OBSESSIVO-COMPULSIVO (TOC)

TOC É UMA SIGLA da psiquiatria que caiu no uso comum. O transtorno obsessivo-compulsivo envolve pensamentos e/ou comportamentos repetitivos, intrusivos, persistentes, sempre das mesmas coisas e vividos com angústia. O obsessivo e o compulsivo são faces da mesma moeda ou fases de um círculo vicioso; aparecem na mente imagens e pensamentos incontroláveis, inde-

---

4. Essas e outras obras estão elencadas no final do livro.

sejados e cheios de "e se..." (obsessões), que são temporariamente aliviados por esses comportamentos repetitivos, rituais, rezas, higienizações, contagens e reconferências (compulsões). Os ciclos se repetem inúmeras vezes ao dia.

Todos somos invadidos às vezes por pensamentos angustiantes e repetitivos, mas que logo passam; boa parte das pequenas manias de todo mundo tem também um pouquinho que ver com o TOC. Cada um tem seus pequenos rituais. A própria ideia do ritual é essa. Fazer a barba ou lixar a unha, por exemplo: tenho de fazer desse jeito, da esquerda para a direita, caso contrário não sai bom. É um TOC bobo, inocente.

Existem também as pequenas superstições. Olhos de pedra contra olho-gordo, crucifixos, "Primeira estrela que eu vejo, faça tudo o que desejo...", orações coladas nos batentes das portas. Muita gente, quando pensa que pode acontecer algo ruim com alguém da família, bate três vezes na madeira para isolar o azar. Fazemos isso por acreditar ou só por brincadeira. Porém, o que é além do normal é alguém ficar batendo na madeira o tempo inteiro, até perder todos os seus compromissos ("Nunca o som está perfeito, tem de repetir") ou desesperar-se e chegar ao pânico dentro de um elevador de aço inox.

Até certo ponto é importante repetir as coisas, conferir. Eu quero que o piloto do avião cheque os instrumentos, recheque, concentre-se. Tudo que exige método e reconferência, seja para um bibliotecário ou operador de usina nuclear, tem um quê de TOC adaptativo e útil, o que brinco ser o "TOC do bem". A questão é quando a minuciosidade realmente se transforma em transtorno, a ponto de impedir a convivência e as realizações da vida. Nesse momento, a precaução de checagem se torna desadaptativa e vira sofrimento.

Pense no homem primitivo, ou no macaco, que anda pelas copas das árvores. Como um galho pode se quebrar, o macaco antes dá uma conferida ao saltar de um galho para o outro. Com isso, ele consegue se movimentar e conseguir alimento. Mas se ele testa o galho repetitivamente e fica na dúvida – "Será que está bom mesmo", "Acho que ouvi um creczinho aqui" –, conferindo, buscando galhos alternativos ainda não testados... ele não sai do lugar, não acha comida nem parceiras. Isso é como um TOC, um ciclo de sofrimento, um *loop* cerebral. A ansiedade humana dispara loucamente se não se conferir mais uma vez o gás ou o fechamento das portas. Não se consegue parar.

O indivíduo com TOC costuma desenvolver estranhos rituais, uma espécie de antídoto para aquela coisa ruim que vai acontecer. A pessoa pode, por exemplo, só telefonar em minutos ímpares, ou que terminam com 3. Acumular materiais inúteis, abarrotando casas inteiras de lixo. Na obsessão por contaminação, pode lavar as mãos cem vezes por dia, até elas ficarem em carne viva.

Essa pessoa sabe que seus medos e rituais são irracionais, e se autoacusa justamente de ser irracional e autossubmetida, podendo se deprimir progressivamente com isso. No caso de um paciente, o único jeito de parar de se angustiar com a ideia obsessiva de traição da esposa era contar compulsivamente e sempre que podia de cem a zero, relativos à porcentagem de chances de traição. Se a conta se perdia por algum motivo, tinha de começar tudo de novo. É completamente irracional e paradoxalmente lembra o tempo todo a ideia de traição.

Tive uma paciente que era professora de biologia e sabia muito bem, por estudar o assunto, que, exceto em terra de chiqueiro ou esgoto, pode-se colocar a mão em tudo normalmente. Mesmo assim, ela achava que podia pegar uma bactéria fatal e passava o dia lavando a mão e escondendo-se de todos. Afinal, era bem provável ficar doente ao cumprimentar alguém. Com o vidro de álcool-gel na mão, esfregava tudo e mal saía de casa, mesmo sabendo que ali dentro existiam tantos germes quanto do lado de fora.

Há pessoas que têm de passar pela porta de tal jeito, outras que se prendem a simetrias, precisam arrumar tudo em certo arranjo detalhado. Repetições chamadas "estereotipias" podem estar presentes em várias condições mentais, como na psicose e no autismo, mas são bem diferentes. No TOC, supõe-se que alguma coisa errada vai acontecer ou está acontecendo se não se fizer X. A pessoa se vê aliviada, previdente e responsável ao conferir mais uma vez ou fazer X, mas fica prisioneira desse comportamento repetitivo. Uma disfunção cerebral a faz entrar na "circularidade" ou o vício da circularidade psicológica consolida a disfunção cerebral?

Conferir uma vez é bom. Conferir cem vezes, sabendo que já conferiu 99, é desmoralizador. Por isso, o TOC grave gera também constrangimento, ocultamento e depressão. Extremamente envergonhada, a pessoa com esse transtorno às vezes passa muitos anos sofrendo até buscar ajuda médica.

Existem manifestações muito precoces de TOC, que variam de brincadeiras repetitivas de toda criança a doenças propriamente ditas. Muitas vezes uma pessoa com TOC já tem um histórico, certo perfil, certa meticulosidade. Quando criança, por exemplo, só pulava a pedra preta, e não a branca, com mais seriedade e ansiedade que as outras crianças, para não errar de jeito nenhum.

O TOC mais consolidado costuma se desenvolver no final da adolescência ou no começo da idade adulta. Como no caso de outros TADs, um TOC que surge de forma súbita e contrastante com o jeito de ser do indivíduo deve levar o médico a desconfiar de causas orgânicas. Por isso é importante conhecer o passado do paciente, para verificar se o diagnóstico de TOC faz sentido em seu histórico de vida, conectando os sintomas à sua personalidade ou desconfiando de outros problemas.

TRANSTORNOS PSICOSSOMÁTICOS OU SOMATIZAÇÕES

ÀS VEZES, O PACIENTE não tem componentes de ansiedade ou depressão tão evidentes no campo psíquico do sofrimento ou em queixas comportamentais; seu mal-estar apresenta-se na forma de incômodos *corporais*, por vezes constantes, inexplicáveis e graves. Estes são, na família TAD, os transtornos psicossomáticos. Manifestam-se como dores de cabeça quando nervoso, crises de diarreia, náuseas, faltas de ar, travamentos, vertigem... Muitas vezes, esse tipo de paciente é encaminhado por outro médico ou pronto-socorro, que não detectou nele nenhum problema por meio de exames clínicos e de laboratório.

Tenho pacientes que chegam dizendo ter "labirintite": já passaram no "otorrino" e sentem-se mareados, como se estivessem saindo de um navio, com a incômoda sensação de desequilíbrio e risco de queda. Outros vêm do gastroenterologista: sentem náuseas e agulhadas, mas o especialista fez as checagens devidas e não encontrou úlcera, inflamação ou qualquer outra causa que pudesse explicar esses sintomas. Há aqueles que sentem formigamento dos dedos, sem que se tenha sido detectado nenhum problema neurológico ou de circulação do sangue. Com a chamada síndrome do colo irritável, a pessoa pode ter cólicas, dor de barriga e mesmo sangue nas fezes o tempo inteiro, mas não tem vermes, infecção, diverticulite nem tumores. Ou experimenta uma falta de ar persistente e os exames de capacidade pulmonar são normais. Dor no pescoço, opressão no peito, angústia ou "respiração apertada" são alguns dos sintomas psicossomáticos mais representativos nos TADs.

As saúdes pública e privada perdem tempo e recursos ao não conseguir diagnosticar os transtornos psicossomáticos a tempo, já que os pacientes passam por muitos consultórios e exames desnecessários antes de melhorarem com o tratamento adequado. Como não se identifica uma causa ou alteração corporal evidente por trás de sintomas corporais, os clínicos-gerais por vezes chamam os transtornos psicossomáticos de "funcionais" – isto é, as peças teoricamente estão intactas (por exemplo, esôfago, estômago), mas por alguma razão o conjunto está funcionando mal (azia e queimação).

Às vezes recebo pacientes que a toda hora contraem infecção por fungos *Candida* ou vírus *Herpes* e não têm algo detectável em exames convencionais que avaliam o sistema imunológico. Entretanto, dormem mal, têm ansiedade elevada, exaustão e, portanto, um nível continuamente alto do neuro-hormônio cortisol; em decorrência disso, sofrem de baixa imunidade a fungos, bactérias e vírus ditos oportunistas como o da herpes. E é muito provável que, devidamente interrogados, eles relatem outros componentes de TAD.

Relatados esses problemas corporais, se o clínico geral e o psiquiatra entendem que o caso pertence à vertente psicossomática dos TADs, o paciente pode ser tratado com remédios antidepressivos, psicoterapia ou mudanças no estilo de vida, além de tratamentos complementares, por exemplo acupuntura.

Como veremos adiante, ainda que a acupuntura ou outros métodos complementares proporcionem por vezes apenas uma melhora parcial, a ideia do tratamento *integrativo* funciona, sobretudo quando o psiquiatra entende o momento ou o tempo oportuno para cada tipo de tratamento ser implantado (o *kairós*, a noção grega do momento oportuno[5]). Por exemplo: é possível melhorar a dor e a contratura muscular rapidamente com acupuntura, o que já elimina um fator de ansiedade, já que, como vimos, qualquer dor irrita, incomoda, provoca mais contratura e dor e vira um círculo vicioso. Já em curto-médio prazo, a respiração ansiosa, ofegante, pode ser trabalhada com ioga, meditação ou *biofeedback*. Os padrões de sono/atividade, alimentação, socialização e atividade física podem ser melhorados ao longo do tempo.

Como nos TADs em geral, em médio e longo prazos o psiquiatra pode entender melhor o histórico e a situação psicológica e existencial do paciente e fazer ajustes finos de medicamentos, psicoterapia e medidas gerais significativas. A essa altura, o paciente consegue repensar e transformar o seu dia a dia – estudos,

---

5. Veja a definição em Hipócrates (2002, p. 153-54).

casamento, emprego, religião, círculo de amigos, moradia –, encontrando modos próprios de criar mudanças de vida e do cuidado de si para viver melhor.

HIPOCONDRIA

A HIPOCONDRIA PODE SER definida como fobia de doenças, mas vai além: a pessoa já atribui significado, risco e gravidade de doença a qualquer manifestação ou sensação corporal. "Dói aqui. Estou com câncer?", ela se pergunta seriamente. Se sente qualquer coisa diferente, já acha que é sinal de algo muito grave. Mesmo fazendo exames ou o médico dizendo que ele não tem nada, o hipocondríaco não se convence do resultado. Acha que o exame está errado ou que o médico está enganando.

A hipocondria tem certo elo psicológico com a culpa, aquela que vem em pensamentos lancinantes, com um *bullying* autoinfringido e com outros sintomas característicos da família TAD. É típico hoje em dia receber um(a) jovem dizendo que transou bêbado(a) com alguém que mal conhecia e, mesmo com o uso do preservativo, tem certeza de que está com uma doença venérea. Essa suposta certeza tem relação com a culpa pela situação, como o pecado de antigamente e seu castigo, a doença. Em geral, a pessoa não sabe detectar a causa dessa vivência, nem sua relação com a ansiedade e a depressão.

Como em outros TADs, a dificuldade do diagnóstico é que ninguém entra no consultório dizendo que está com hipocondria, nem mesmo com alguma queixa específica. Muitas vezes não relaciona seus estados corporais a estados mentais como ansiedade ou depressão.

Em certos casos de hipocondria, o paciente vem ao consultório porque acha que está com câncer, esclerose múltipla ou outra doença grave, mas se recusa a fazer exames e ainda se encontra ansioso porque nenhum outro médico viu razão nesse seu autodiagnóstico nem entendeu sua recusa. "Doutor, sei que estou doente porque outra pessoa teve isso e começou assim, já vi tudo no Google também, podemos falar a verdade?"

Alguns hipocondríacos andam com uma sacola de remédios na hipótese de ter isso ou aquilo. Há também os que passaram por doenças graves e, mesmo curados, têm um medo doentio de doenças; é a hipocondria mais compreensível. Existem, ainda, os que de fato nunca tiveram nada e encontram em si mesmos uma doença que existe somente no plano psicológico – é o câncer porque é a doença em que mais se sofre, ou a hepatite C porque transou com quem não devia; tem certeza de que vai enfartar, com todos os exames em ordem, porque o pai enfartou naquela idade.

Há ainda os que sentem uma dor real, mas fantasiam a respeito dela. Um clássico é a dor no peito: todo mundo pode ter dor nessa região, que pode ser provocada por gases intestinais pressionando o diafragma ou por uma simples contratura porque fez um movimento brusco no frio ou dormiu do jeito errado. Mas o hipocondríaco pode voltar ao pronto-socorro de cardiologia certo de que está tendo um ataque cardíaco. Faz exames, eletrocardiogramas e detecta-se novamente que ele não tem nada no coração.

Quando se trata essa pessoa com medicamentos antidepressivos, psicoterapia e medidas gerais, esse quadro pode mudar completamente. Talvez até surja "outra pessoa", que, desfocada da hipocondria, pode enfim defrontar-se com seus reais conflitos psicológicos e relacionais, bem como com um corpo humano "falível, mas confiável".

3. Os medicamentos, seus efeitos e mitos

INTRODUÇÃO

Os TADs são tratados hoje, em geral, com medicamentos, sobretudo os chamados "antidepressivos". Muita gente se espanta, a princípio, ao saber que uma substância química em um comprimido minúsculo ou em algumas gotas muda o estado emocional como um todo depois de semanas de tratamento.

Vimos que tratar um TAD não é só tomar remédio. É preciso fazer psicoterapia, reduzir o grau de estresse evitável; trata-se de um conjunto de medidas. Porém, o remédio é importante, sobretudo para conduzir o paciente a uma melhora de ânimo e de sintomas *suficiente* para que ele possa implementar mudanças de estilo de vida na forma de medidas gerais e de tratamentos psicológicos sustentáveis em longo prazo.

O uso de antidepressivos é ainda hoje, em todo o mundo, o elemento mais eficaz, consagrado e implementável no caso dos TADs. O nome "antidepressivo" não é muito bom porque o medicamento não trata exclusivamente das depressões. Vimos que vários antidepressivos também são a base do tratamento de TOC, ansiedades, somatizações, fobias e pânico, além de fazerem parte do tratamento de TPMs, transtornos da alimentação, ejaculação precoce, certas enxaquecas, dores crônicas e outros problemas. Porém, o nome ficou consagrado dessa forma.

As pessoas em geral confundem os antidepressivos com outros medicamentos usados em psiquiatria, que pertencem a diferentes grupos farmacológicos, como os estabilizadores de humor (sais de lítio e anticonvulsivantes) e os antipsicóticos (calmantes fortes). É fundamental dizer que os antidepressivos são também completamente diferentes dos calmantes ou tranquilizantes "tarja-preta", que agem de modo rápido e momentâneo contra a ansiedade e insônia, mas são capazes de produzir sonolência, redução de reflexos e até dependência química. Alguns exemplos conhecidos são Rivotril[6] (ou clonazepam), Lorax (lorazepam), Lexotan (bromazepam), Frontal (alprazolam) e Dormonid (midazolam). Quimicamente semelhantes, pertencem à família dos benzodiazepínicos, ou "benzos", na gíria médica: usados desde os anos 1960, figuram entre os medicamentos com receita mais vendidos mundo afora.

Até o final dos anos 1950, tentava-se tratar depressão e outros TADs com eletrochoques e calmantes do tipo barbitúricos, ou mesmo com fitoterápicos, como a valeriana. Conforme o caso, usava-se também os primeiros estimulantes, as anfetaminas, que na Segunda Guerra Mundial eram dadas a pilotos militares para que ficassem "ligados". A partir dos anos 1960, as anfetaminas tornaram-se drogas de abuso (*speed*, rebite). Foram também utilizadas para perder peso (fenproporex, anfepramona); ainda hoje têm usos médicos consagrados (como na síndrome de déficit de atenção e hiperatividade).

Ainda assim, com todos esses medicamentos, não se conseguiam resultados convincentes em TADs. O paciente se acalmava, dormia ou obtinha energia artificial para levantar e caminhar, mas não se conseguia *tratar* os transtornos como fazem hoje os antidepressivos.

A história dos antidepressivos começou em 1951 por acaso, como tantas outras na medicina. Em testes para tratar a tuberculose com a substância iproniazida, os pacientes de uma enfermaria tomaram a droga e os de outra, não. Observou-se que no grupo medicado com iproniazida os pacientes ficavam mais

---

6. Os nomes aqui grafados com a primeira letra maiúscula correspondem a marcas registradas ou nomes comerciais, enquanto os grafados em letra minúscula correspondem ao princípio ativo ou nome genérico.

animados, acordavam mais cedo, levantavam com mais disposição e interagiam melhor entre si.

Depois, outros medicamentos foram pesquisados e acabou-se entendendo melhor como agiam os antidepressivos recém-descobertos. Após anos de pesquisas, por volta de 1958, iniciou-se o emprego clínico generalizado da imipramina (Tofranil), usada até hoje em certas situações clínicas, sendo a representante decana da família dos "antidepressivos" de uso corrente, junto com a clomipramina (Anafranil) e a amitriptilina (Tryptanol ou Amytril).

Os antidepressivos hoje usados podem ter uma constituição química completamente diferente, mas o que têm em comum é agir sobre alguns *neurotransmissores*, regulando suas quantidades e ações no cérebro. Vou tentar explicar: o cérebro tem cerca de 100 bilhões de microscópicos computadores, os *neurônios*, que são as células nervosas. Cada neurônio tem de 100 a 100 mil entradas, que computam a informação e emitem um sinal elétrico de saída. Esse sinal viaja pela própria célula como num fio, o *axônio*, revestido de uma membrana isolante de gordura (chamada *mielina*). Porém, em vez de se emendar com o fio do próximo neurônio, há um pequeno intervalo entre os dois: é a chamada *sinapse*.

Como numa estrada que acaba num porto, para atravessar ao outro lado, até a sinapse seguinte, você precisa da balsa. As substâncias que fazem esse transporte são os chamados *neurotransmissores*. Elas convertem o sinal elétrico enviado pela célula de origem, carregam-no num processo químico através da sinapse e reconvertem-no em sinal elétrico no neurônio seguinte.

Graças a essa intervenção no caminho da transmissão cerebral, os neurotransmissores – além dos chamados neuro-hormônios e neuromoduladores – atuam no cérebro como uma regulagem fina, modificando ou acentuando a informação transmitida pelo neurônio, conforme os estímulos que a pessoa recebe. É como se o fluxo de balsas regulasse o movimento das estradas. Numa comparação mais ousada, é como se os diversos tipos de neurotransmissores se controlassem mutuamente, agindo como

FIGURA 4. Sinapse cerebral.

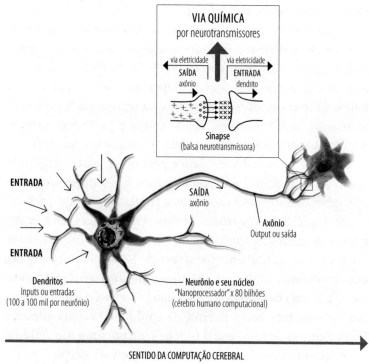

FONTE: <HTTP://WWW.MEDICALSCIENCENAVIGATOR.COM/HOW-TO-STUDY-FOR-ANATOMY-AND-PHYSIOLOGY/WHY-SLEEP-IMPROVES-MEMORY>. ADAPTADO PELO AUTOR.

se houvesse um computador central controlando a fluidez do tráfego nos gargalos dos sistemas de balsas e rodovias.

Para efeito dos TADs, a principal dessas substâncias neurotransmissoras é a *serotonina*, que age produzindo a sensação de tranquilidade e bem-estar. Com um nível adequado de serotonina, o indivíduo tem um padrão de comportamento alimentar, excretivo e reprodutivo normal; mantém todos os apetites num nível adequado. Se você fosse um coelho, estaria tranquilo, com as orelhas abaixadas, voltaria a boca para a relva e comeria com prazer. Ao usar determinado antidepressivo que aumenta a estimulação dada pela serotonina, (quando se supõe que nos TADs esta está deficitária), pode-se obter um estado de mais tranquilidade e menos agonia, sem a sedação, moleza ou sonolência determinada pelos calmantes. O paciente também adquire uma disposição para atividades bem diversa da agitação ou ativação dada pelas anfetaminas e por outros estimulantes.

No tratamento dos TADs, não se modula apenas a serotonina; outros neurotransmissores acabam sendo regularizados com um medicamento que age primariamente sobre a serotonina ou outro neurotransmissor em particular. A dopamina, por exemplo, induz à sensação de prazer, de satisfação e gratificação. Por isso, medicamentos que modulam a dopamina, como a bupropiona (Zyban, Wellbutrin), também são utilizados para ajudar a largar o cigarro; a pessoa obtém aquele suposto bem-estar que conseguiria fumando.

Há ainda antidepressivos que agem sobre a adrenalina, a noradrenalina, a histamina, a melatonina – neurotransmissores que regulam os batimentos cardíacos, a digestão, a distribuição de sangue no corpo e na pele, a tendência a adormecer e o apetite, a reação de perigo e os atos de enfrentamento, tais como fugir ou lutar.

A *reação do estresse* surge diante do perigo iminente: libera no corpo adrenalina, noradrenalina e hormônios como cortisol. Ao liberar essas substâncias, o organismo fica imediatamente pronto para uma reação de luta ou fuga. A pulsação acelera, o sangue vai para os músculos e não para os órgãos digestivos e vísceras, o que produz aquele frio na barriga. É uma reação biológica, adaptativa ao perigo.

Agindo não só no cérebro, mas no corpo inteiro, o excesso de hormônios do estresse liberado nas situações vividas como ameaçadoras e desconfortáveis produz a reação de estresse, embora o termo "adrenalina" signifique hoje outra coisa. A magia da propaganda atual é transformar o estresse em prazer de triunfar (graças ao carro ou ao tênis).

Quando essa reação é exacerbada, excessiva ou caótica – seja por desregulação de base biológica ou porque a pessoa foi submetida a estresse e traumas repetitivos –, há um excesso crônico de adrenalina, noradrenalina e cortisol no organismo. Então, surgem diversas disfunções, como aumento da pressão arterial ou do açúcar no sangue. Muito cortisol, que é também um anti-inflamatório, diminui a imunidade e, portanto, piora a reação do corpo a infecções viróticas, bacterianas e fúngicas, que, por sua vez, pioram o estado geral, configurando um círculo vicioso. Círculos assim, como já vimos, também ocorrem no caso das dores de contraturas e suas tensões musculares secundárias.

A totalidade desses mecanismos complexos desregulados corresponde aos estados de ansiedade ou depressão de dada pessoa em determinado momento, que o psiquiatra deve avaliar no momento da consulta. O organismo é preparado para equalizar os neurotransmissores de acordo com a situação, mas às vezes a pessoa não consegue voltar ao equilíbrio – seja por tendência biológica, circunstâncias estressoras repetitivas ou por um grave trauma psíquico.

Depois de uma situação de estresse – como no exemplo do caçador pré-histórico que quase foi morto pelo mamute –, o nível de atividade do organismo tende a baixar, numa tentativa de se recuperar com uma depressão transitória. Porém, se o todo está desregulado, pode ser que ele não volte ao estado anterior, saudável: sente fobia de sair da caverna e de todos os animais bravos, tem dores nas costas, vertigens, está com infecção. O organismo fica completamente desequilibrado. Os medicamentos que agem sobre os neurotransmissores tendem a compensar falhas e rebalancear o funcionamento mental, de modo que a pessoa não se sinta ansiosa nem deprimida. Esse acerto de ritmos e equilíbrio de forças faz o cérebro "reaprender" quando é ou não hora de lutar ou fugir, de descansar, digerir e relaxar, de ter gratificação e prazer, de dormir e acordar.

Mesmo que um antidepressivo aumente dado neurotransmissor desde a primeira dose (o que explica os efeitos colaterais logo no início do tratamento), passam-se semanas até que ocorra uma "re-regulação" mútua da complexidade de centenas de neurotransmissores envolvidos no psiquismo e, assim, uma melhora clínica. No prazo de meses ou anos de tratamento com antidepressivos, pode-se obter mudanças positivas no modo de uma pessoa estar no mundo.

ESCOLHA DA MEDICAÇÃO E DO TRATAMENTO

Só um profissional competente pode avaliar o paciente e optar por determinado medicamento numa dose inicial adequada. No caso dos TADs, esse profissional é o psiquiatra, embora um generalista ou clínico geral experiente possa iniciar o tratamento de um TAD mais brando e acompanhá-lo até o fim. Nos países desenvolvidos, o sistema de médicos generalistas e terapeutas não médicos trata boa parte dos TADs.

Entretanto, se o caso é mais grave, se há outras complicações ou não se tem resposta a um tratamento convencional inicial, o psiquiatra deve assumi-lo. É incorreta a banalização do uso de antidepressivos e outros medicamentos psiquiátricos por não psiquiatras, algo que certamente está ligado à publicidade maciça dirigida aos médicos em geral – "deixe rapidamente seu paciente feliz com o novo antidepressivo X, dose fixa e fácil". Isso faz que cardiologistas, ginecologistas e outros profissionais sejam grandes receitadores de antidepressivos e calmantes tarja-preta, por vezes fora de contextos de tratamento adequado.

Não abordarei aqui os tipos de medicamento para cada situação de TAD ou as doses recomendadas, mas quero enfatizar que, contrariamente à propaganda, nenhum remédio é uma pílula da felicidade que age rápido. Tudo depende do organismo do paciente e do contexto em que ele vive; as doses são variáveis e têm de ser tateadas quase no escuro, em função da melhora ou não do indivíduo e dos efeitos adversos e colaterais. Não há um antidepressivo mais "moderno e eficiente"; por vezes, o que realmente funciona em certa pessoa é aquele remédio barato de primeira geração, usado há mais de 50 anos.

Isso dito, justifica-se que o paciente fique a par de alguns critérios de escolha no tratamento farmacológico, sempre levando em conta a situação de cada um.

Como escolher? Além da indicação segura de um fármaco para dado diagnóstico atual, consideram-se outros fatores, como resposta prévia do paciente ou familiar direto ao fármaco, doenças concomitantes e o uso atual de outros medicamentos. A condição clínica global também é analisada. Por exemplo, para a pessoa que está com aquela depressão em que mal levanta da cama, pouco fala e mostra-se apática, recomenda-se um antidepressivo que tende a agir como ativador pela manhã; além de tratar a depressão, ele funciona, por assim dizer, como três xícaras adicionais de café. Para o paciente que está em uma situação ansiosa, desesperado, indica-se, ao deitar, um antidepressivo que tende a ser mais sedativo e calmante, que ajude a dormir. Para quem está descontando a ansiedade na comida e não para de engordar, prescreve-se um medicamento que diminua a ansiedade, mas não a deixe letárgica nem aumente seu apetite. Ou o contrário: no caso da mocinha magérrima que mal consegue comer, só tem engulhos, enjoos e vômitos, dá-se um antidepressivo que também aumenta o apetite e inibe a náusea e o vômito. Quando se trata de uma depressão sem a presença de pânico ou TOC, por exemplo, e que tem relação com o consumo de drogas, pode-se recorrer a medicamentos que agem sobre a dopamina, que combatem a depressão e ao mesmo tempo ajudam a interromper o consumo de tabaco, cocaína e outros. Se o indivíduo tem um quadro de dor crônica associada ao TAD, como nos problemas de coluna ou na neuropatia diabética, em que a pessoa por efeito do excesso de açúcar no sangue sente dores horríveis, receita-se um antidepressivo que também ajuda a controlar a dor, como os que agem simultaneamente sobre a serotonina e a noradrenalina (duais). Se a pessoa tem tendência à diarreia, um antidepressivo que prende o intestino. Se tem insônia, um antidepressivo que estimula o sono. E assim por diante.

Com os antidepressivos, o paciente não fica visivelmente agitado, alegre, calmo ou sonolento. O efeito principal não é esse. Vimos que o remédio demora para funcionar. É como uma mudança no ecossistema. Quando se "mexe" com um ou dois neurotransmissores, há uma reação em cadeia, ao longo de semanas, que altera também os mais de 300 neurotransmissores conhecidos. Vale uma analogia simplista com a macroeconomia. A inflação está alta? Se o governo mexe no câmbio ou nos juros, o dólar sobe; ao longo do tempo, a importação diminui, melhora a exportação e vários parâmetros econômicos variam, uns em função dos outros.

Essas mudanças encadeadas também produzem efeitos indesejados. Todo medicamento, a rigor, tem efeitos colaterais ou adversos. O psiquiatra avalia continuamente o custo-benefício dos antidepressivos para cada caso tratado. A pessoa, por exemplo, pode ficar com a boca seca nos primeiros dias do tratamento, ter sonolência ou agitação e um pouco de náusea, mas em geral vale a pena pagar esse preço momentâneo para voltar a se sentir bem.

Como vimos, já que os antidepressivos demoram a fazer efeito, o médico pode também indicar um calmante tarja-preta ou soníferos – mesmo sabendo do seu potencial para efeitos colaterais – até que a pessoa responda ao tratamento de base. Mas insisto: calmantes e soníferos não são o tratamento de base para os TADs, mas apenas remédios sintomáticos, isto é, que resolvem um ou mais sintomas, mas não atacam a base da doença. Para comparar: no caso de infecção, o médico prescreve antibiótico associado a uma medicação para dor e febre. Esta última apenas alivia os sintomas: o que cura a infecção é o antibiótico.

O medicamento antidepressivo desempenha *parcialmente* ambos os papéis: tanto traz alívio de sintomas quanto é efetivo no tratamento em longo prazo, em termos de prognóstico global da saúde; ele melhora a vida do paciente durante a sua administração, promovendo uma re-regulação cerebral. Chega a mudar o funcionamento dos circuitos cerebrais envolvidos nos TADs, a ponto de o paciente conseguir enfim largar o remédio e viver sem ele. Assim, depois do tratamento por um tempo adequado, que pode chegar a meses ou anos, não se perde o efeito do remédio quando este é retirado.

Isso não quer dizer que tomar antidepressivo seja sempre tão tranquilo. Além da tendência dos TADs de ser recorrentes, a resposta aos antidepressivos depende muito do caso. Alguns pacientes quase não sofrem efeitos colaterais e logo ficam curados daquele episódio de TAD. Já outros experimentam tantos efeitos colaterais que é preciso trocar o remédio várias vezes ou dosá-lo como que com um conta-gotas, aumentando ou diminuindo a dose aos poucos.

É impossível saber *a priori* a resposta do paciente a dado medicamento. Como vimos, com base no tipo de sintomatologia, nas reações prévias a dado remédio (mesmo em familiares diretos) e nas particularidades da saúde de cada um é que o psiquiatra deve basear sua escolha, optando pela(s) medicação(ões) que configure(m) a melhor solução possível, entre os cerca de 20 antidepressivos comercialmente disponíveis. Outras classes de medicação podem ser eventualmente necessárias no tratamento (calmantes tarja-preta, antipsicóticos, estabilizadores do humor, soníferos).

Como princípio médico, tenta-se usar o mínimo de medicamentos – o ideal é um só (monoterapia), que resolva o problema clínico global no menor tempo e com o menor efeito colateral possível. Em minha experiência, é sempre melhor ter uma dose adequada, ainda que mais alta, de um remédio só do que um pouquinho de vários remédios, cada um direcionado supostamente a um sintoma ou "transtorno", como é a tendência atual na psiquiatria.

Além dos medicamentos descritos acima, fabricados em laboratório, existem aqueles extraídos diretamente de plantas, os fitoterápicos. Alguns podem ser úteis em situações de ansiedade e insônia menos graves e episódicas, com menos riscos que os tarjas-pretas. Os calmantes fitoterápicos mais utilizados são: valeriana, passiflora (maracujá), melissa (erva-cidreira) e camomila. Vendidos sem receita médica, mostram segurança clínica consagrada e têm baixa potência sedativa e sonífera. Costumam ser usados em combinação para aumentar seu efeito. Alguns pacientes sentem-se seguros com os fitoterápicos e essa preferência por algo "natural" pode em muitos casos ser atendida.

Preparos à base da raiz da planta polinésia kava-kava são usados para baixar a ansiedade, embora sejam tóxicos para o fígado em alguns pacientes. O antidepressivo hipérico (erva-de-são-joão) pode tratar certos TADs menos graves, embora tenha tantos riscos, efeitos colaterais e interações com outros medicamentos quanto um remédio "artificial".

Já a tradicionalíssima lavanda, sempre tida como relaxante, teve seus óleos essenciais concentrados e purificados em dois novos medicamentos, o Lasea e o Silexan, que foram recentemente aprovados na Alemanha para tratamento de TADs, pois mostram reduzir a ansiedade tanto quanto um calmante tarja-preta em dose convencional (Kasper *et al.*, 2014). Outro estudo mostrou *reforço de efeito* no uso combinado de derivados da lavanda com um antidepressivo convencional no tratamento de depressões, no melhor ideal de sinergia de medidas de tratamento (Fissler e Quante, 2014).

A passagem do buquê de flores de lavanda até os medicamentos como Lasea e Silexan ilustra a dificuldade central da fitoterapia: concentrar, purificar, padronizar e conservar composições de centenas de princípios ativos presentes nas plantas, que variam com o local de cultivo, as estações do ano e a origem das sementes – em total contraste com uma única substância definida, em miligramagem precisa, característica do medicamento convencional, obtido por síntese química.

Os fitoterápicos têm de ser padronizados de forma meticulosa para ser úteis. Um chá de melissa ou um suco forte de maracujá talvez sejam calmantes, mas, para ser de fato eficaz em um tratamento tem de ser processado, dosado e conservado por meio de técnicas sofisticadas, além de ser ministrado nas doses e frequências necessárias.

Uma das razões pelas quais não uso muito o hipérico é a necessidade de assegurar que dosagens de 300 miligramas de extrato-padrão sejam administradas três vezes ao dia ao longo de meses. Ora, um medicamento dado apenas uma vez ao dia tem maior chance de sucesso em um tratamento longo; como o hipérico, inúmeros fitoterápicos requerem múltiplas doses diárias. Além disso, existe enorme variação de composição entre os "hipéricos" e outros medicamentos "naturais" vendidos no comércio, problemas de pureza, conservação e estocagem, além de subdosagens nos comprimidos.

Como veremos adiante, a medicina tradicional chinesa utiliza combinações de ervas fitoterápicas, em geral na forma de chás, ao lado de medidas alimentares e acupuntura. Tais condutas tradicionais podem ser combinadas ao tratamento medicamentoso convencional.

DURAÇÃO, TRANSCURSO E DIFICULDADES DO TRATAMENTO

EM CASO DE BOA resposta, por volta de duas a quatro semanas depois o paciente já está, em algum aspecto, inequivocamente melhor. Num transtorno mais grave, até se acertar o remédio e sua dose, vão-se às vezes dois ou três meses. O médico começa com a dose mais baixa e, por vezes, tem de aumentá-la em até quatro vezes (antidepressivos modernos) ou oito (os antigos) a fim de que o paciente obtenha uma melhora plena. Não se pode dar a dose total de saída, pelo risco dos efeitos colaterais intensos. A pessoa tem de desenvolver certa tolerância ao remédio, ir se acostumando com a substância, até chegar à dose ideal. Assim, a dose de antidepressivo se estabiliza, sem expectativa de perda de efeito em longo prazo.

É importante ressaltar que, nesse processo, não se instala a chamada "dependência química". Isso quer dizer que, em contraste com álcool, ópio ou calmantes tarja-preta, os antidepressivos *não* causam tolerância farmacológica (perda de efeitos e/ou escalada de doses e abuso) nem crises de abstinência (quando o uso é subitamente diminuído ou interrompido). Todavia, é correto reduzir a dose aos poucos, evitando desconfortos corporais da chamada "síndrome de descontinuação brusca", que pode ocorrer com a interrupção ou diminuição de alguns antidepressivos, sobretudo quando usados em doses altas e/ou por longos períodos. Nessa síndrome, podem ocorrer fadiga, enjoo, sintomas de gripe, tonturas, sensação de "choquinhos elétricos" e de rotação da cabeça ou outros sintomas sem maior gravidade, causados pela necessidade de readaptação do cérebro à vida sem remédio. Apesar de incômodos, em geral passam em alguns dias, sem maiores riscos. Por isso, da mesma forma que elevamos gradativamente a dose de remédio no início do tratamento, também no final a retirada é gradativa. Se necessário, fraciona-se a redução de doses (por exemplo, menos 1/4 de comprimido a cada semana).

Para os tarjas-pretas, porém, depois de alguns meses o meio comprimido diário pode já parecer fraco. Se o indivíduo para subitamente de tomar o remédio, pode sofrer com forte ansiedade, dita "de rebote", e outros sintomas de abstinência (por exemplo, intolerância à luz e ruídos, insônia severa, mal-estar e náuseas, procura pela substância). Daí distinguirmos os antidepressivos dos calmantes pela tarja – a vermelha significa "precisa de receita médica" e a preta, "medicação que tem potencial para causar escalada de doses e dependência química". Thomas De Quincey, em seu famoso livro *Confissões de um comedor de ópio* (2005), relata sua experiência realizada por volta de 1800. Ele consumia inicialmente de quatro a seis grãos de ópio para obter o efeito de abolição da dor e de prazer cálido. Só que, depois de algum tempo, passou a ter tolerância à droga. Precisava de 20 ou mais grãos para ter o mesmo efeito e chegou a 320 grãos por dia!

Portanto, antidepressivos não são calmantes, dopantes nem drogas legalizadas que produzem felicidade artificial. No seu ideal terapêutico, só restabelecem o funcionamento bom, habitual, de uma pessoa normal. Não dão "barato", como outras drogas de abuso. Sua venda é controlada, mas ninguém trafica antidepressivos. E, para quem não tem um TAD, o efeito desses medicamentos é reduzido e/ou desagradável, porque seu balanço de neurotransmissores já funciona direito.

A dose-padrão de um antidepressivo é, em geral, a contida em um comprimido ou uma cápsula *standard*. Por exemplo, a dose-padrão de fluoxetina (Prozac) é de 20 mg; de sertralina (Zoloft), 50 mg; de venlafaxina (Efexor), 75 mg; de bupropiona (Zyban), 150 mg. As miligramagens citadas são as doses tidas como equivalentes em potência para *a média* de pacientes tratados – não é que um remédio seja mais "forte" que o outro.

Quando um paciente reage bem à dose-padrão, obtendo a restituição integral do seu estado "normal", essa já é a dose final. Claro que nem sempre é assim, e com frequência precisamos elevar a dosagem. Podem surgir efeitos colaterais a cada elevação, mas eles costumam desaparecer em poucos dias. Muitas vezes chega-se a se usar a dose máxima, que pode ser em torno de três a quatro vezes a dose-padrão, no caso dos antidepressivos mais comuns nos dias de hoje. Por exemplo, o citalopram (Cipramil) é usualmente dosado entre 20 e 60 miligramas ao dia, e a mirtazapina (Remeron), entre 15 e 60 mg/dia, ambos em dose única.

A dose do medicamento também tende a variar com o diagnóstico. Em casos como crises recentes de pânico, a dose de antidepressivo convencional tende a ser baixa. Em TOC, tende a ser a mais alta possível. As depressões em geral estão no meio – a dose tende a ser média.

O tempo que o paciente demora a reagir aos remédios varia também. Em um extremo, no caso do pânico recente, por vezes os ataques cessam em menos de 15 dias. No outro extremo, o TOC grave e crônico, pode levar de três a nove meses para a pessoa parar de lavar as mãos até ficarem em carne viva, por exemplo, e isso com doses máximas da medicação. Entre esses dois extremos de tempo situa-se a depressão: depois de dois meses o paciente já costuma estar bem melhor.

TRANSTORNOS DE ANSIEDADE, ESTRESSE E DEPRESSÕES

Quando o paciente está por fim restabelecido, é preciso manter o remédio por um período médio de seis meses a um ano (tempo-padrão em depressões). Caso as condições sejam particularmente favoráveis, a retirada pode ser antecipada. Já num caso gravíssimo, em que nas inúmeras vezes que se tentou tirar o remédio houve recaída grave, a medicação pode ser mantida indefinidamente.

A segurança no uso de antidepressivos modernos vem crescendo; usados mundialmente desde 1990-1995, medicamentos convencionais como os que acabo de citar, quando bem monitorados, não mostraram malefício evidente quando comparados com outros tratamentos, mesmo após 25 anos de uso contínuo, em centenas de milhares de pessoas; já os benefícios globais são significativos.

Durante o período da farmacoterapia, procuramos fazer que a pessoa faça psicoterapia e adote algumas medidas gerais de mudança de estilo de vida e de cuidado de si, aproveitando os benefícios e os ganhos do bem-estar adquiridos pela medicação. Ao cabo desse tempo, se possível com medidas gerais adotadas e consolidadas, pensamos: é possível tirar o remédio? Quando achamos que sim, podemos tentar. Se no início do tratamento a progressão do remédio foi de x miligramas ao dia, depois 2x e então 3x ao dia, na volta vamos de x em x a menos a cada quinzena ou mês, por exemplo.

É preciso ainda esperar um tempo para saber se tudo deu certo. Assim como demora para começar a funcionar, o antidepressivo também demora para deixar de fazer efeito. Somente depois de várias semanas, se a pessoa estiver como antes de diminuir o remédio ou de parar de tomá-lo, é que se pode dizer que ela está de fato no caminho da alta farmacológica.

Como esse ciclo costuma ser demorado, a aliança médico- -paciente é de extrema importância. Às vezes a pessoa se cansa de esperar pelo efeito do remédio, ou se aborrece porque a primeira escolha não funcionou. Talvez ache que o psiquiatra já não sabe o que fazer ou, com tantos remédios sendo trocados, está atirando para qualquer lado. Pode ainda acontecer um estresse no meio do caminho – por exemplo, o paciente ficar desempregado ou ser abandonado pelo(a) companheiro(a). Há muitos que tomam remédio por três ou quatro dias e reclamam que se sentem igual ou pior, ou que estão com enjoo e dor de cabeça. Nesse momento, o psiquiatra tem de exercer sua arte médica, dizendo de forma convincente: "Isso faz parte e vai passar".

Outros pacientes se acham tão bem a certa altura que, julgando que estão tomando muito remédio há tempo demais, resolvem por conta própria suspender a medicação. Nada os convence do perigo de agir assim; depois de três semanas, o mesmo tempo que leva para o remédio começar a surtir efeito, têm uma recaída brutal. Quando se começou a testar os antidepressivos, nos anos 1950, o paciente ficava bom após algumas semanas e logo se suspendia o remédio. Aí vinha a recaída. Por experiência, acabou-se chegando a um tempo *médio* de uso da medicação de seis meses a um ano, *após* a melhora clínica, na chamada fase de manutenção do tratamento, que visa prevenir recaídas. E depois desse período elas de fato não acontecem, ou, pelo menos, não tão facilmente.

O efeito do antidepressivo sobre os TADs só é obtido com o tempo. Minha comparação preferida é com a árvore cujo tronco ajudamos a ressoldar com amarras. Se tirarmos tais amarras antes do tempo é pior, porque a planta já se desenvolveu e, com o peso, desabará. O remédio funciona dessa forma. Num tratamento com tempo adequado, tira-se o remédio e a pessoa continua restabelecida.

O ideal é fazer todo o ciclo. É impossível prever de forma exata quando se dará a alta, mas o paciente passa a acreditar que pode ficar curado, sobretudo se o fator que precipitou sua crise for resolvido e ele não tiver grave tendência biológica aos TADs. Como em toda medicina, o indivíduo com um quadro mais *agu-*

do, mais recente e mais reativo a estressores evidentes reage mais rápido e melhor ao tratamento do que aquele que está há décadas cronicamente afetado.

Em resumo, no tratamento farmacológico dos TADs, descrevem-se três fases progressivas, chamadas de inicial, de manutenção e de retirada. Quando tudo vai bem, entre quatro e 12 semanas termina a fase inicial, com o paciente melhorado e estabilizado; começa então a etapa de manutenção, com a dose regular do remédio, se possível associada aos outros elementos do tratamento: psicoterapia e medidas gerais. Na fase final, objetiva-se retirada da medicação, seguida de alta psicoterápica, no momento oportuno. Quando possível, as medidas gerais adotadas devem se tornar sustentáveis em longo prazo, constituindo-se em prevenção contra novos episódios de TAD.

FIGURA 5. Fases do tratamento medicamentoso.

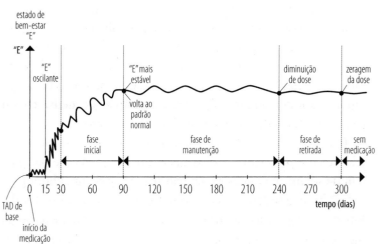

Porém, em uma estimativa rápida, somente em um terço dos casos as coisas se dão assim, de forma tranquila, previsível e "linear". Mesmo com a orientação médica adequada, os resultados são variáveis em efetividade e por vezes inconstantes ao longo do tempo. A velocidade de aumento das doses na fase inicial do tratamento, assim como a redução no seu final, dependem da tolerância do indivíduo – testada *individualmente* em cada tratamento. Avaliar essa tolerância é uma das razões para fazermos consultas psiquiátricas periódicas até a alta médica (mais ou menos a cada um a três meses de intervalo). Nas consultas, é também possível adequar as doses de medicação com base no "momento" clínico do paciente e no grau de estressores atuantes. A dose de medicamentos parte, assim, da experiência clínica disponível e vai sendo ajustada com base na adequação a cada paciente. Ela varia não só segundo aspectos biológicos (por exemplo, segundo a eficiência individual do fígado e dos rins, "filtros" que eliminam do corpo cada dose ministrada), mas também psicológicos (o receio do paciente da dose alta, que o doparia, ou, inversamente, daquela muito baixa, que não controlaria suas crises de pânico).

Elevar, manter e diminuir a dose dos fármacos ao longo do tempo é uma arte. Embora o processo seja trabalhoso, a dosagem individualizada e monitorada tende a trazer resultados mais seguros e estáveis. Infelizmente, na rede pública de saúde e na medicina gerenciada por empresas, esse tratamento acaba sendo utópico, por demandar tempo e relação humana e afetiva com o paciente, fatores tipicamente não lucrativos e caros.

Por vezes, só funciona a combinação de vários remédios, cautelosamente prescritos. São os casos em que médico e paciente têm de se unir na persistência; não se corrige de uma hora para outra algo que se produziu e consolidou ao longo de anos de vida. Em alguns casos, acabamos mantendo indefinidamente o uso da medicação – por exemplo, em indivíduos com muitas recorrências graves, com graves desinserções sociais, somatizações ou múltiplas tentativas de suicídio.

Embora a medicina tenha entrado numa era cientificista, com exames sofisticados e métodos de avaliação quantificáveis, verificamos que, no caso da psiquiatria atual, o arsenal medicamentoso é bom, mas não há base racional sólida para prever a reação de dado paciente ao medicamento X ou Y, nem para se saber a dose ideal em cada caso. O tratamento tende a ser mais bem-sucedido quando o paciente está a par disso, aliado ao psiquiatra nas tentativas e erros que caracterizam casos mais difíceis.

4. A psicoterapia[7]

VIMOS QUE A ÉTICA médica manda acolher com humanidade o sofrimento do paciente e recomenda uma aproximação pessoal que estabeleça uma relação de suporte, necessária para que o paciente se disponha a seguir todas as fases do tratamento. Com essa perspectiva, é preciso que, no mínimo, o psiquiatra conheça algo do histórico da pessoa e, sobretudo, estabeleça um elo de confiança com ela para que o tratamento possa evoluir.

O simples fato de ouvir, entender as queixas do paciente e estabelecer essa relação, em vez de aplicar um simples formulário, já tem efeito terapêutico, sendo atitude essencial para o tratamento todo funcionar. Diferentemente de uma consulta mais protocolar, como a do paciente que deslocou o ombro ou sofreu uma queimadura, a psicoterapia demanda a arte médica de olhar o paciente nos olhos, buscar entender o seu problema e investigar profundamente as suas causas. Ela é geralmente recomendada nos TADs e pode ser crucial, sobretudo quando o especialista entende que há problemas que não serão resolvidos apenas com medicamentos, nem com medidas gerais e de mudança de estilo de vida.

Cada indivíduo é um ser singular, com uma história de vida particular, sentimentos, afetos, potencialidades e limites próprios. Se, de um lado, existem critérios para diagnosticar um TAD, de outro também é real que cada pessoa vai apresentar ou lidar com *seu* TAD de maneira própria. Assim, por exemplo, há

---

7. Capítulo escrito em colaboração com Silvia Brasiliano, psicanalista.

indivíduos que, mesmo sabendo do diagnóstico de síndrome do pânico e estando medicados, continuam indo ao pronto-socorro ou ao cardiologista por meses a fio, porque sempre temem ter um problema no coração. Outros decidem ser "valentões" e, mesmo com muito sofrimento, grande desgaste e descumprindo a sugestão do médico para que relaxem por alguns dias, continuam indo ao trabalho numa linha de metrô lotada, ficando horas sem comer.

A princípio, tais formas de lidar com o problema não são melhores nem piores, normais ou patológicas, certas ou erradas, mas simplesmente maneiras que cada um encontra para encarar seu mal-estar. Resolver questões que atormentam a pessoa no plano psicológico, entender os problemas nessa esfera da vida e lidar melhor com eles produzem um bem-estar cujos efeitos no organismo podem equivaler a um medicamento. Há mesmo casos em que o quadro de TAD não é suficiente para justificar a indicação de remédios, sendo a questão, sobretudo, psicológica. Assim, a psicoterapia se torna o caminho principal.

São poucas as contraindicações técnicas para a psicoterapia. Algumas pessoas aceitam-na até com mais facilidade do que o remédio. Muitas outras, porém, não se sentem dispostas a fazê-la. É importante que o médico compreenda quais são as razões da recusa, pois o fato de o indivíduo não querer fazer a terapia porque já fez antes é bem diferente do de ele ter tido uma experiência ruim, ou simplesmente não "acreditar" em psicólogos.

Por vezes as razões da recusa estão baseadas nas fantasias que as pessoas têm sobre o que é psicoterapia ou quem são os psicoterapeutas. "Ah, não, psicoterapia? Imagine se eu vou ficar anos para resolver o meu problema; só o remédio está bom!"; "Eu quero ir direto ao assunto, não há nada de anormal com a minha vida!"; "Não tenho tempo, nem quero falar de mim!" são frases comuns no dia a dia dos profissionais de saúde. Mesmo o clássico "Doutor, eu não sou louco!" ainda aparece de quando em quando. É preciso lembrar que, embora hoje haja inúmeros tipos de psicoterapia e de psicoterapeuta, a imagem que geralmente o paciente tem é a de deitar-se no divã com alguém sentado atrás de si, calado, circunspecto e anotando frases em seu caderninho. Em muitas situações, ainda que o psiquiatra esclareça muitas dessas fantasias, o paciente se recusa a ver o psicoterapeuta e as críticas iniciais têm muito mais que ver com seu medo de se defrontar consigo mesmo do que com a falta de informação.[8]

Outras vezes a crise é gravíssima: a pessoa diz que está morrendo, seus órgãos estão apodrecendo, recusa-se a comer, o que impossibilita começar um tratamento pela psicoterapia. Nos casos graves de pânico, muitas vezes o paciente não consegue sair de casa para ir ao psicólogo. Nesses casos, o ideal é medicar o paciente e contar que ele, melhorando, vá mudando de ideia e agregue por fim a psicoterapia e medidas gerais ao tratamento. É preciso certa sensibilidade do médico, flexibilidade, pragmatismo. É melhor fazer o que é possível do que propor um programa extenso que ninguém vai seguir.

Na maioria dos casos de TAD, a psicoterapia pode potencializar os outros dois fatores do nosso tripé do tratamento: a medicação e as medidas gerais e de mudanças de vida. O tratamento ideal tem esses três ingredientes. Mas o bom senso manda buscar em cada caso quanto se deve valorizar um elemento ou outro: o psicológico, a necessidade de mudança de hábitos e as questões médicas e psiquiátricas. A gestão do melhor resultado para o paciente deve levar em conta todos esses fatores.

Certa vez, um paciente me disse: "Estou melhorando, o sono voltou, não estou tão fatigado, o remédio está funcionando. Estou praticando esportes, voltei a comer com prazer, mas tem um negócio que não tem jeito, que me mata, me tortura minuto a minuto. Minha mulher e eu trabalhamos, estou meio mal de dinheiro e não consigo suportar a ideia de que ela ganhe muito

---

8. Veja o vídeo "Psicanálise e sintomas depressivos" em: <blogdobrenoserson.blogspot.com.br>.

mais do que eu". E nem se tratava de um indivíduo antiquado, com valores obsoletos. A solução do problema se dá muito no campo psicológico: esse paciente pode tomar vários remédios e nadar dois mil metros por dia e ainda assim não conseguirá lidar com questões como essa se não for por meio da psicoterapia.

A fim de indicar a abordagem mais adequada a cada situação, deve-se identificar as limitações e possibilidades cognitivas e emocionais dos pacientes. Há várias posturas e técnicas psicoterápicas, algumas já consagradas, às vezes diametralmente opostas uma da outra. O importante é não ter a soberba de achar que o seu método é o ideal ou que serve para todo mundo.

O mesmo ocorre com o profissional a indicar. As pessoas tendem a confundir o psiquiatra com o psicólogo e o psicanalista. Como vimos, o psiquiatra é um médico que se especializa no tratamento dos sintomas e transtornos mentais e tanto pode fazer um tratamento farmacológico quanto se especializar em determinada abordagem psicoterapêutica. O psicólogo é um profissional que estudou para reconhecer, avaliar e tratar conflitos e problemas psicológicos e/ou sintomas psiquiátricos. Tanto o médico como o psicólogo podem ser psicanalistas. A psicanálise é uma forma de entender o ser humano, que leva a uma atuação técnica específica que exige formação complementar à de psicologia ou de psiquiatria.

A decisão do psiquiatra sobre o encaminhamento para psicoterapia depende da sua formação e da situação do paciente. Há psiquiatras que só fazem tratamento médico, basicamente com remédios. Estes, quando concluem que a psicoterapia é necessária, indicam um colega psicólogo ou psiquiatra psicoterapeuta. Nesse caso, o paciente terá dois tipos de acompanhamento: um psiquiátrico e outro psicoterapêutico. Existem psiquiatras que atuam tanto como médicos quanto como psicoterapeutas. Para esses profissionais, a decisão de acumular as duas funções depende do tipo de problema apresentado, da gravidade do transtorno e do estado geral do paciente.

TRANSTORNOS DE ANSIEDADE, ESTRESSE E DEPRESSÕES

Para um paciente muito tímido, que apresenta um quadro de fobia social grave – que o leva a ter angústia e sintomas físicos quando tem de se relacionar com alguém (suor, tremedeira e mal-estar, por exemplo) – pode ser preferível que o mesmo profissional que o medica faça a psicoterapia, já que seria muito custoso e sofrido para esse indivíduo sair duas vezes (ao menos) por semana de casa, ir a dois consultórios diversos e falar com várias pessoas diferentes. Por outro lado, no caso de um paciente com um quadro ansioso grave, com repercussões prejudiciais à saúde (infecções repetitivas, dores, úlcera no estômago e hipertensão arterial, por exemplo), que exija contato com vários colegas de diferentes especialidades, além de constante diálogo com os familiares e cuidado com a medicação a ser receitada – por conta de vários outros remédios em uso –, pode ser preferível que o psiquiatra se encarregue da medicação e de questões cotidianas para que outro colega trabalhe mais tranquilamente, e com sigilo adequado, as ansiedades e os conflitos em uma psicoterapia à parte.

Em minha prática, atuo tanto na posição do psiquiatra clínico, trabalhando ou não com outro psicoterapeuta, quanto como psicoterapeuta apenas; por vezes, assumo os dois papéis. A psicoterapia que pratico no consultório pode ser referida como "psicodinâmica", derivada da psicanálise e de fontes correlatas, no contexto da psiquiatria de mesmo nome, que foi hegemônica até os anos 1980. Trata-se de uma prática convencional, *mainstream*, semelhante àquelas romanceadas nas temporadas na TV de *Sessão de terapia* e *Em terapia*, com paciente e terapeuta sentados frente a frente.

Quando uma psicoterapia assim é combinada entre paciente e terapeuta, agendam-se as sessões de terapia, que duram em torno de 45 a 60 minutos, de uma a várias vezes por semana. A duração do tratamento pode variar de apenas quatro a cinco sessões em um único mês até se tornar algo rotineiro e desejado na vida do paciente, ao longo de anos. Idealmente, o terapeuta não aconselha como um amigo, nem recrimina, julga ou moraliza. Tenta compreender o sofrimento da pessoa e ajudá-la a sair de seus impasses de "alma".

A psicoterapia psicodinâmica trata em geral de pacientes com algum repertório emocional, cognitivo e cultural que lhes permita entrar mais no mundo psíquico e em suas complexidades. Ela leva em conta o aspecto inconsciente do psiquismo, o mundo interno de ideias e emoções, modelos (sucesso/insucesso, posso/não posso, amor correspondido ou não) nem sempre percebidos pela pessoa, o que a induz a comportamentos nem sempre saudáveis e/ou ao sofrimento.

Há poucas regras para esse tipo de psicoterapia, todas elas complementares: o terapeuta deve guardar total sigilo e discrição sobre tudo que é dito na sessão. O paciente deve dizer tudo que sente, tenha vontade e pense. Nesse contexto ideal, pode-se relatar o sonho mais absurdo, o medo mais vergonhoso – por exemplo, confessar pela primeira vez na vida uma fantasia masoquista. O paciente pode trazer para a sessão algo que ele suponha inicialmente idiota, enfadonho, condenável, vergonhoso, obsceno, repetitivo, exótico... não importa. Ele é incentivado a poder falar de tudo e de todos a seu modo e a se colocar com a verdade.

Outro modelo de psicoterapia é a terapia cognitivo--comportamental, que trata as crenças falsas, ideias generalizantes negativas, os "se... então..." infundados. A pessoa pensa: "Não me retornaram a ligação, ninguém gosta de mim; é melhor desistir de tudo". "Nada acontece do jeito que eu quero", nessa terapia, é convertido apenas em: "Esta semana foi dura". Muitas ideias de cunho disfuncional e depressivo podem claramente melhorar com essa abordagem psicoterapêutica – veja, por exemplo, Thase e Lang (2005). Ela tem sido muito utilizada atualmente, já que existem inúmeros estudos que, usando metodologias e estatísticas próprias da ciência médica, validam-na para tratar inúmeros transtornos. Tal validação é muito difícil de ser feita com a psicanálise ou outras psicoterapias – por exemplo, as terapias junguianas ou filosófico-existenciais –, cujo método se baseia sobretudo no encontro singular entre o psiquismo de um paciente e um terapeuta, uma dupla única, em trabalhos de tempo indefinido. Porém, a forma estatística de entender a medicina somente como ciência e não também como arte médica, não consegue avaliar angústias, temores, projetos existenciais, o que é o ser para si, o ser para os outros, a consciência ética do homem, o viver inautêntico. Acredito que sempre haverá, assim, indicações para psicoterapias enfocando questões humanas sofisticadas e validadas de outra forma, bem como para terapias reichianas, biodinâmicas e outras que trabalham a interface mente-corpo, mas também não conseguem ou não tentam ser validadas por estudos nos moldes convencionais da ciência médica de hoje.

As psicoterapias cognitivas, comportamentais e cognitivo--comportamentais abrangem uma ampla gama de técnicas e procedimentos. Existem modelos essencialmente comportamentais. Para fobias muito específicas, a indicação de terapia comportamental costuma ter resultados rápidos e bem-sucedidos para a eliminação dos sintomas.

Existe um método comportamental de exposição progressiva ao objeto da fobia, chamado de *flooding* ou "inundação": é uma espécie de treinamento, no qual você vai mergulhando a pessoa naquela fobia até resolvê-la. Por exemplo, se a pessoa tem fobia de baratas e outros bichinhos, não fica em hotel ou qualquer outra casa que não seja a sua por causa disso ou usa inseticida várias vezes por dia para que não apareça nenhuma barata, pode--se fazer uma terapia comportamental desse tipo. O terapeuta fala da barata, racionaliza seu risco, mostra fotos e filmes do inseto, chega a trazer a barata viva, com controle técnico do nível de ansiedade, até que o medo se extingue. Outro caso é o do executivo que precisa de uma solução efetiva e imediata para o seu medo de avião, pois está a prestes a comprometer seriamente a sua carreira, já que se recusa a viajar. São vários degraus até que ele possa finalmente entrar na aeronave. Se for necessário, inclusive, como passo intermediário, o terapeuta pode fazer a primeira viagem com o executivo.

Existem inúmeras críticas às terapias comportamentais. Uns dizem que elas só mudam o medo de barata para outra coisa, criando outro tipo de ansiedade. Outros, que o alívio é temporário ou limitado. Porém, há também o aspecto prático: elas podem ser realizadas num ambulatório ou hospital de forma padronizada e acessível. O terapeuta nem precisa conhecer longamente o paciente. Ele avalia do que a pessoa tem medo, faz exercícios, propõe lições de casa.

O médico pode sugerir exercícios com pontuações, mesmo fora do contexto de uma terapia comportamental. Por exemplo, a pessoa com crises de pânico e fobia de sair de casa mantém um registro onde anota informações do tipo: "Saí, fiquei na frente do prédio às 10 da manhã, voltei às 10h30, nível de ansiedade oito". Quando o nível de ansiedade na frente do prédio diminuir, vem o próximo exercício: sai no mesmo horário, não fica na frente do prédio, mas caminha 100 metros em direção à estação de metrô e volta. O nível de ansiedade a cada etapa vai decrescendo. O tratamento segue de forma gradativa, sempre anotando os progressos (Barros Neto, 2010).

Diferentemente da psicoterapia cognitivo-comportamental e da psicodinâmica, na *psicanálise* tradicional o terapeuta fala pouco; fica, inclusive, atrás do paciente, que em geral está deitado no divã e parece sempre lacônico. Apenas pontua o discurso do paciente no intuito de pouco interferir em um delicado e complexo processo considerado válido na medida em que o próprio paciente possa encontrar suas palavras, fazer suas associações e construir seus pensamentos. Na psicanálise tradicional, a frequência das sessões é alta e por um período prolongado. Cria-se uma "neurose artificial" na relação com o terapeuta. Por meio do que se chama de "transferência", o paciente transfere para o terapeuta a figura do pai, da mãe, da criança, do Outro. A psicanálise é um processo de autoconhecimento profundo, no qual se analisa o modo de funcionamento da pessoa. É um trabalho de fôlego, mais caro, mas que vai mais fundo na reestruturação da personalidade.

Dependendo do caso, usamos, além da psicoterapia individual, a de casal, de família e as psicoterapias em grupos. Há, inclusive, vertentes orientadas para casos específicos, práticas que vão além do contexto das abordagens mais usuais: o psicodrama, técnicas de relaxamento, terapias corporais (por exemplo, para alguém que tem dores do tipo fibromialgia, cujo corpo virou algo intocável).

Temos também profissionais para casos específicos. Há o *terapeuta ocupacional*, geralmente recomendado para pacientes com grande dificuldade de se expressar com palavras ou com graves limitações corporais e/ou mentais, ou ainda para idosos mais doentes. Nesse tipo de abordagem, utilizam-se atividades expressivas ou estruturadas de acordo com o paciente, seus limites e potencialidades e o momento em que ele se encontra. O objetivo final é que ele possa resgatar a capacidade de realizar projetos de vida, planejando e executando ações criativas e produtivas.

Outro profissional é o *acompanhante terapêutico*, que lida com pessoas com dificuldades semelhantes, porém indo às ruas com o paciente – por exemplo, alguém com agorafobia ou que acabou de sair de uma internação ou convive com algum tipo de deficiência. O acompanhante terapêutico em geral é psicólogo de formação. Ele costuma trabalhar em conjunto com o psiquiatra e o psicoterapeuta convencional para ajudar o paciente a assumir ou reassumir a sua vida prática e autonomia. Nos TADs, os acompanhantes terapêuticos fazem uma terapia na prática, indo com o paciente, por exemplo, ao banco, a um almoço ou ao cinema, ajudando-o a recobrar o máximo de "trânsito humano" possível.

Entretanto, quando se fala em "terapia", existem também atitudes questionáveis e até charlatanismo. O psicoterapeuta é um profissional que leva anos para se formar, além de cursar uma faculdade. Na psicanálise, o profissional estuda anos além de um curso superior, para ser enfim reconhecido pelas entidades idôneas. Mas existe gente que inventou, por exemplo, a "psicanálise da Energia Divina" e promete a cura *gay*. Isso não existe. Há pacientes que dizem fazer terapia com astrologia, cristais, massagem com lama e leitura da íris. Se eles acreditarem nisso, talvez não faça mal. Mas é preciso fazer uma distinção: essas abordagens podem ser terapêuticas no sentido de fazer bem ao indivíduo e à sua saúde, mas nunca serão psicoterapias.

Seja qual for o modelo, a psicoterapia não visa somente diminuir a ansiedade, a depressão, os medos e outros sofrimentos psíquicos. Indiretamente, acaba por melhorar os *sintomas* físicos trazidos pelo paciente (opressão no peito, dores nas costas, fadiga constante ou insônias e dificuldades sexuais, por exemplo). Os sintomas psíquicos mais sutis, ligados à inibição das potencialidades, da criatividade, da liberdade de ação e dos relacionamentos, também tendem a melhorar.

Uma metáfora que às vezes uso é a de que o psicoterapeuta é mudo, mas dispõe de um jogo complexo e diversificado de espelhos e lentes, luzes e *flashes*: focados, desfocados, mais iluminados, grandes angulares. À medida que a pessoa vai falando, ele mostra e ajusta o jogo de luzes, lentes e espelhos e o paciente vai se vendo por outros ângulos, por novas perspectivas. Por exemplo, o indivíduo foi reprovado num exame dificílimo, com uma nota de corte altíssima. Será que ele não está se cobrando demais? É um exemplo simples de como podemos ajudar a pessoa a ver a si mesma, sem julgá-la nem dizer como deveria ser.

Com frequência, uma sessão comporta o relato de situações vividas pelo paciente desde o último encontro. Por vezes, ele chega afirmando que não tem nada a dizer, que nada aconteceu. Em psicoterapia psicodinâmica, busca-se caminhar com o paciente para que este reconheça seus estados psíquicos, isto é, seu mundo interno de *emoções e sentimentos, vontades* (satisfeitas, frustradas, conflituosas), *motivações* (nem sempre conscientes), bem como de *ideias* e *raciocínios* que podem guiar suas ações (compreensão racional das situações). Com base nesse reconhecimento, procura-se fazer que o próprio paciente possa cada vez mais contextualizar, entender de forma mais madura, aceitar ou buscar ativamente modificar conflitos, dificuldades, contradições, frustrações.

Entender seus problemas não significa só racionalizar. No caso de alguém que teve uma criação com muita humilhação, desamor, briga física, pai alcoólatra quebrando tudo, mãe ausente, a passagem é mostrar que existiu a criança desamparada, mas que agora, adulta, a situação é outra. Ela pode compreender o que está acontecendo no presente, que pode ser bem vivido, que não vai apanhar inexoravelmente do novo padrasto pelo que fez ou não fez. Um homem ou uma mulher madura pode reelaborar as lembranças vividas, por piores que sejam, com recursos diferentes, mais panorâmicos, mais bem iluminados – experimentando agora de outro jeito.

Situações relacionais humanas, como casamento, trabalho, moradia e convívio, também requerem encarar mudanças profundas quando há sofrimento. E, se o paciente age, supera o problema e entende que fez o que pôde dentro do que poderia ser feito, a psicoterapia já ajudou muito; ele não precisa sofrer à toa, acrescentar uma sobrecarga inútil à carga do viver.

Mas o ganho em longo prazo vem sobretudo de começar a compreender um pouco mais a si mesmo: que ideias e padrões eram automáticos, como se sentia e reagia nas situações humanas e por que não conseguia mudar e só repetia padrões emocionais ruins, vendo afundar cada vez mais a autoestima.

Vários estudos feitos a partir dos anos 1970-1980 sobre a questão "deve-se usar fármacos ou psicoterapia?" concluíram que, em situações de TAD, a eficácia do tratamento podia ser semelhante em ambos os casos. O relevante é que a junção dos dois é melhor ainda, cria uma sinergia, multiplica efeitos. E, se acrescentarmos a isso as medidas gerais, formando o tripé, tem--se o tratamento ideal dos TADs. Afinal, como terapeutas psicológicos e/ou médicos, lançamos mão de todos os recursos éticos para aliviar os sintomas e combater a dor e a aflição psíquica.

Nas depressões e em outros TADs, a aceitação pelo paciente de que está doente já é um passo importantíssimo: ele não é indigno, não é incapaz, nem fingidor, nem preguiçoso. A família e os próximos podem entender isso e não repetir: "Isso é frescura, no meu tempo não era assim, tomava um banho frio e tinha de ir trabalhar". A pessoa está clinicamente doente e, nesse caso, a doença é um tanto do corpo e um tanto da alma.

Não há momento certo ou exato para indicar a psicoterapia nos TADs. Aqui podemos recordar novamente o *kairós*, ou seja, o tempo oportuno para o médico agir. Às vezes, diante de uma recusa inicial, é preciso esperar o paciente repensar, ou por um momento como uma aposentadoria ou um ano sabático. O tratamento pode começar com um tipo de medida e ser complementado mais tarde em função da confiança adquirida pelo paciente.

Em uma psicoterapia como eu pratico, objetivam-se mudanças estruturais em médio a longo prazo, fazendo, enfim, que o paciente interaja melhor com seu presente e futuro, sejam estes confortáveis ou não, desfrutando da bonança e lidando com situações de estresse, perdas ou conflitos com menos infelicidade.

5. Medidas gerais em TAD: as cinco vertentes

INTRODUÇÃO

A ANTIGA SABEDORIA DE Hipócrates – que almejava encontrar nos tratamentos o "regime de vida adequado a cada um e a cada idade humana" – consiste em mostrar que a saúde depende de como o indivíduo vive, come, dorme e trabalha, ou seja, do seu "regime" em todos os aspectos.

O psiquiatra atual pode prescrever "regimes de vida", entendidos como *medidas gerais* de tratamento. Por vezes estas refletem a experiência acumulada pela humanidade ou o simples bom senso dos médicos da época de nossas avós e bisavós, podendo parecer até coisas bem antigas e "antiquadas". Mas o estilo de vida e o jeito de encará-la continuam a ser a base da saúde, tanto física quanto mental. Isso inclui dosar o repouso, as atividades do dia e os regimes alimentares. É simplesmente impossível comer um único tipo de refeição *fast-food*, trabalhar 16 horas por dia, viver em guerra com o(a) parceiro(a) e... continuar bem.

É sempre bom incluir uma checagem do estilo de vida do paciente no tratamento e na prevenção das TADs, além de adotar medidas gerais *pertinentes*, corretivas e de promoção e harmonização da saúde psíquica e física. Estas têm um papel complementar, integrador e multiplicador do remédio e da psicoterapia; afinal, o ser humano de hoje não é tão diferente dos pacientes de Hipócrates.

O efeito regulatório sobre neurotransmissores pode ser conseguido com medicamentos, mas não só. A produção e a inter-regulação mútua dos neurotransmissores e neuro--hormônios têm relação com fatores como ritmos de sol, luz, sono e alimentação. Isso acontece com todos os mamíferos, que instintivamente "sabem" a hora de caçar, explorar os arredores, viver em grupos, fazer sexo, descansar, dormir e até mesmo hibernar. No mundo moderno, alguém tem notícia dos nossos instintos?

Nos TADs, podemos ajudar o medicamento por vias "naturais", lembrando nossa origem mamífera, especificamente a dos irrequietos macacos. Uma das medidas mais importantes é a atividade física, que libera endorfinas e outras substâncias pró--saúde, já que macacos e hominídeos não nasceram para ficar parados. Sair do sedentarismo e aumentar a atividade física são essenciais nos TADs e extremamente favoráveis ao sentimento de bem-estar e sustentabilidade em longo prazo.

Vários estudos mostram que, quando fazemos atividade física, criamos novas conexões cerebrais. O sedentarismo produz o efeito contrário: fecha essas conexões (Reynolds, 2014). Pelas neurociências, confirmamos hoje que os tradicionais exercícios físicos aeróbicos vão além de aumentar as endorfinas e regular vários neuro-hormônios: eles constituem a medida antidepressiva e antiansiedade mais natural de todas.

Já a alimentação adequada fornece matéria-prima que assegura a produção de neurotransmissores e substâncias cerebrais necessários ao melhor funcionamento do sistema nervoso e do psiquismo. Paralelamente, podemos corrigir e otimizar os ritmos vigília/sono e outros ritmos biológicos e hormonais, como aqueles ligados à luminosidade/escuridão e aos horários de trabalho e descanso.

As relações amorosas e do "calor" entre as pessoas também são de extrema importância ao nosso bem-estar; no contato corporal/afetivo humano, ou mesmo com animais como cães e cava-

TRANSTORNOS DE ANSIEDADE, ESTRESSE E DEPRESSÕES

los, aumenta-se a liberação de ocitocina, neuro-hormônio ligado ao momento do parto, à amamentação e ao cuidado materno, mas que também emana do prazer do toque, da sensualidade, do erotismo, em ambos sexos.

Podemos associar assim medicamentos a medidas ligadas à biologia mamífera e ao corpo animal. Todavia, outras medidas gerais contemplam o mundo cerebral e mental único e característico da espécie humana. Assim, uma vida menos estressada é fator preponderante para que se mantenha o equilíbrio corpo/cérebro/mente.

Alguns estresses diários e circunstanciais podem ser revistos e mudados, enquanto outros, crônicos e repetitivos, derivam de um estilo de vida danoso. Deve-se pensar em como reduzi-los e analisar como a razão pode modular as emoções e redirecionar as ações do dia a dia.

Outras medidas gerais da chamada "medicina do bom senso", como veremos ainda neste capítulo, têm em comum a necessidade de conhecermos um pouco mais os pacientes e a vida pessoal de cada um. Só assim conseguiremos recomendar medidas a cada um de forma personalizada. O psiquiatra pode, assim, indicar atividades tais como *hobbies* e projetos pessoais e sociais. Incentivados, alguns pacientes iniciam ou retomam a criação e fruição das artes, como pintura, dança, escultura, foto, música e literatura; até mesmo artesanato e trabalhos manuais costumam ser úteis nesse manejo.

Falaremos, também, da integração do tratamento convencional dos TADs a práticas orientais milenares, ligadas à cultura chinesa e indiana, bem como sobre o uso da tecnologia, na chamada psiquiatria "tecnonerd".

Finalmente, a tradição da filosofia do Ocidente, dos gregos antigos aos existencialistas do século XX, bem como a fé e a religiosidade, também pode ajudar alguns pacientes, que encontram respostas para angústias, dilemas e incertezas. Todos esses aspectos serão aprofundados no presente capítulo.

BRENO SERSON

MEDIDAS GERAIS COMO MEDICINA INTEGRATIVA

A PRESCRIÇÃO DE MEDIDAS como atividade física, meditação, acupuntura e arteterapia vem se tornando cada vez mais corrente na medicina como um todo. A chamada "medicina integrativa" hoje encontra respaldo em centros médicos e cátedras próprias dentro de escolas e centros médicos de ponta, como Harvard e Oxford (em São Paulo, há grupos na Unifesp, no Hospital Albert Einstein e no Hospital das Clínicas da USP). Bons livros a respeito são *Medicina integrativa: a cura pelo equilíbrio* (Lima, 2009) e *Oxford handbook on complementary medicine* (Ernst, 2008).

Nos casos de TAD, busco unir o tratamento médico e psicoterápico convencional a medidas de medicina integrativa que pragmaticamente funcionem e beneficiem o paciente, a um custo/risco baixo. Essas medidas abarcam terapêuticas e práticas milenares do Oriente, tais como ioga, meditação ou *tai chi chuan*, além do uso da acupuntura e de fitoterápicos orientais, desde que mostrem eficácia em situações clínicas reais, ajudando com ansiedades e depressões ou mobilizando vontades e apetites. Verificou-se que a prática regular de ioga é particularmente útil em pacientes com pânico, ansiedade contínua e "travamentos" corporais. Há situações clínicas em que a medicina chinesa pode ser melhor que a ocidental.

A meditação, também de origem oriental, tem sido hoje compreendida como medida geral a ser prescrita e tem se mostrado efetiva em muitas doenças crônicas. Suas formas "ocidentalizadas", como a meditação *mindfulness*, têm dado resultados significativos e vêm sendo adotadas pela medicina, turbinando a eficácia de tratamentos convencionais. Depois de um pequeno treinamento, pode ser feita em qualquer hora ou lugar, sem custo. Atende plenamente ao antigo aforismo médico: "Se não ajudar, não faz mal nenhum".

Não obstante a sensatez das medidas integrativas, excluo uma série de abordagens que estão no limite do demonstrável. Isso inclui práticas nutricionais controversas, autoajuda mística e medicinas "alternativas" (diagnóstico pela íris, florais da Amazônia, tratamento da aura etc.) – hoje muito praticadas, mas de efeitos não comprováveis.

Nos TADs, algumas das medidas gerais podem ser prescritas e orientadas pelo próprio psiquiatra; outras às vezes envolvem a indicação de um segundo profissional, como nutricionista, educador físico ou acupunturista. Num caso brando, medidas assim orientadas podem ser a *única* medida adotada pelo paciente, sobretudo se a pessoa não preencheu plenamente critérios para o diagnóstico de TAD.

Em termos de atividade física, o mínimo que se recomenda aos pacientes é que saiam do sedentarismo maciço. O indivíduo que mora em apartamento, fica na frente da TV com o controle remoto na mão, desce o elevador, pega o carro automático, vai para o escritório e não mexe uma palha é um sedentário maciço. Isso é muito ruim. É importante detectar quais são os seus interesses e mudar essa rotina. Ele não precisa se tornar maratonista se não gostar de esporte ou exercícios físicos sistematizados, mas tem de achar um jeito de se mexer o equivalente a 30 a 40 minutos diários de caminhada leve, se possível.

O contato com a natureza, as artes, os *hobbies*, do *ikebana* à restauração de objetos antigos, podem ser um caminho interessante para ajudar a mente a permanecer em focos mais relaxados. Descanso e atividade devem ser equilibrados. O mesmo vale para a dieta e o modo de se alimentar. Diminuir as rotinas estressantes que podem ser mudadas não exige grande esforço e contribui bastante para a melhora.

Medidas de medicina integrativa e mudança no estilo de vida e no cuidado de si oferecem um benefício que não está na pílula nem no divã. Entrando no *timing* certo do tratamento (o *kairós* que mencionei), devem se sustentar ao longo do tempo e, se possível, ser mantidas indefinidamente. Um dia, acaba o tratamento médico e psicoterápico, mas a pessoa continua a praticar esportes, a comer melhor, a dormir adequadamente, a diminuir o estresse, a ter relacionamentos e atividades prazerosos. Esse é o ideal médico e ético da desmedicalização, da descronificação e da prevenção.

A prevenção de TAD passa também por rever uma alimentação à base de *fast-food* e doces, horas em games *on-line* ou em trânsito, sono com luzes e ruídos ou vida de estresse constante, como acontece com policiais, motoboys, médicos e certos profissionais do mercado financeiro, entre outros. Ainda que não se possa mudar completamente de vida, é possível criar pausas oportunas na rotina para cuidar de si – por exemplo, fazer fisioterapia semanal para as dores de coluna ou meditar. Essa revisão de vida inclui uma pesquisa sobre a ingestão de medicamentos que influem no estado psíquico: os analgésicos, que em excesso podem levar a graves problemas; os relaxantes musculares e anti-inflamatórios, que se tornaram de uso banalizado; e os descongestionantes nasais, que têm um mecanismo semelhante ao da adrenalina, deixando a pessoa agitada se muito utilizados.

O uso de outras drogas psicoativas, de álcool a cocaína, também influi nos TADs; são mesmo catastróficos quando entram a fundo na vida de alguém. Cafeína em excesso, tabaco, energéticos, fórmulas para emagrecer, anfetaminas, supostos remédios "ortomoleculares" e "antienvelhecimento" e suplementos de academia integram essa lista de elementos nocivos e por vezes subestimados.

Em situações de TAD mais brandas e corriqueiras, valem as antigas medidas ao estilo "estação de águas": gozar de férias e finais de semana prolongados, longe do burburinho, afastar-se de estresses repetitivos, fazer um retiro ou uma escalada. Enfim, quebrar o ciclo das lesões (mentais) de esforço repetitivo evidentes – a LER do cérebro.

A escolha das medidas gerais mais indicadas depende muito de cada paciente – de suas condições de saúde, queixas, estilo de vida e preferências pessoais. É melhor adotar medidas que ele possa cumprir do que criar uma lista de desejos que jamais sairá das intenções. No tempo oportuno, podemos criar (ou "customizar") um *mix* de medidas individualizado ou adequado a cada caso. Lembre que o paciente só consegue iniciar certas medidas gerais quando está em condições de seguir as recomendação do médico, por confiança conquistada e também por volta da vontade própria, sobretudo no caso de depressões.

A mudança de vida no tratamento dos TADs depende sobremaneira da iniciativa do paciente. Em compensação, reforça sua autoestima quando ele se percebe como agente ativo da própria melhora, por meio de um cuidado consigo mesmo que evita novos sofrimentos e tratamentos. Em suma, o ideal ético é adotar medidas gerais complementares e integrativas na prevenção ou no tratamento dos TADs, medidas essas que podem assegurar o bem-estar em longo prazo com o mínimo de remédios.

AS VERTENTES NATURAIS: *MENS SANA IN CORPORE SANO*

ATIVIDADE E EXERCÍCIOS FÍSICOS, OS MELHORES REMÉDIOS DO MUNDO[9]

Qualquer movimento corporal produzido pelos músculos que resulte num gasto energético acima dos níveis de repouso já é considerado *atividade física*. Já o *exercício físico* é uma atividade física planejada, estruturada e repetitiva, que tem como objetivo final ou intermediário aumentar ou manter a saúde/aptidão física.

Tanto o aumento da atividade física quanto o exercício físico são algumas das medidas gerais mais importantes nos casos dos TADs; todos os pacientes devem adotá-las de alguma forma. O mínimo é, assim que possível, deixar o sedentarismo maciço, tão presente na vida contemporânea: a passada entre o carro automático, os elevadores, as compras entregues em casa. Inúmeras

---

9. Texto escrito em colaboração com Eduardo César, educador físico.

pessoas hoje ficam boa parte de seu tempo livre no sofá, vendo TV, comendo doces ou salgados industrializados. Tudo isso pode efetivamente desencadear, acentuar ou perpetuar um TAD e vários outros problemas médicos.

Deduzimos que o aumento significativo dos casos de depressão e obesidade nos anos recentes tenha correlação com o aumento do sedentarismo inerente à vida moderna. Segundo o Ministério da Saúde, no ano de 2015, 52% da população adulta do Brasil estava com excesso de peso e 18% da população era considerada obesa, ao passo que, há 200 anos – muito pouco na linha do tempo da evolução humana –, grande parte da humanidade caminhava o dia todo, tirava e carregava água do poço, levava fardos, cavalgava, sem motores ou máquinas. Hoje uma pessoa consegue viver sem fazer quase nenhum esforço físico. Será que esse sedentarismo maciço não desbalanceia o cérebro e favorece os TADs?

O sedentarismo atual do ser humano é semelhante ao de certos animais, como cães que vivem dentro de apartamentos pequenos ou cavalos muito confinados, que não podem se movimentar e correr. São animais que aparentam tristeza, têm o pelo feio, o olhar sem brilho, o corpo visivelmente fraco. Adoecem com frequência.

Já em pacientes com TAD, sobretudo nos casos de características depressivas, há notável diminuição da energia e uma tendência a se cansar com facilidade. Aliada a essa lentificação, a falta de motivação e a apatia diminuem os movimentos. Isso piora a depressão e gera um círculo vicioso.

Contrapondo-se a esse quadro, em outros casos pode-se observar o inverso: inquietação ou agitação psicomotora, acompanhada de grande ansiedade, dores e tensões musculares, respiração curta, palpitações e tonturas, o que gera no paciente mais apreensão e novo círculo vicioso de ansiedade.

Praticar atividades e exercícios físicos é uma das melhores maneiras de pessoas com TAD melhorarem seu humor e o círculo vicioso de ansiedade e depressão. Pode parecer paradoxal, mas a prática que cansa *gera* energia e *diminui* a agitação sem propósito. Hoje compreendemos biologicamente o efeito benéfico da atividade física, algo que já se sente depois de caminhar, pedalar, nadar, jogar tênis ou fazer qualquer esporte movimentado por meia hora.

Minha ideia, como médico, é que o paciente com TAD aumente sua atividade física, no mínimo caminhando de 30 a 40 minutos todo dia. Se puder iniciar e manter um programa de exercícios durante o tratamento, melhor ainda. A cereja do bolo é conseguir que, após a alta, a pessoa siga indefinidamente um programa de atividade/exercício.

Em estudos realizado com mulheres que praticaram 30 minutos diários de exercícios físicos moderados, cinco dias por semana, por dez ou mais semanas, houve melhora significativa da potência aeróbica, do peso e da relação cintura/quadril, ou seja, um sonho ao alcance de qualquer mulher. Já no homem, graças à testosterona, o corpo se tonifica visivelmente com algum esforço e persistência. No caso de pessoas com ou sem tendência para TAD, o benefício também advém do aumento da produção, pelo próprio organismo, de diversas substâncias assemelhadas ao ópio ou à morfina, chamadas de opioides endógenos ou simplesmente *endorfinas*, que funcionam como remédio para os TADs.

As endorfinas são liberadas progressivamente na atividade física, já sendo notadas nitidamente após caminhadas de dois a três quilômetros em 20 a 30 minutos, ou após menos de meia hora de qualquer atividade física. Isso corresponde a uma redução do grau de ansiedade e depressão pré-exercício; há também uma sutil sensação subjetiva de prazer e mesmo de bem-estar irrestrito. Além disso, as endorfinas têm ação analgésica e regularizam o sono e as funções digestivas.

FIGURA 6. Liberação de endorfinas e assemelhados no sangue e no cérebro.

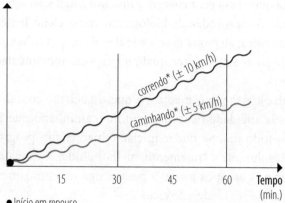

• Início em repouso
* Ou atividade física qualquer com mesmo esforço cardiovascular (tênis, futebol, skate, bicicleta...)

Como um remédio natural, as endorfinas ajudam também a regularizar, em médio prazo, todo o sistema hiperconectado que é o cérebro, agindo em *feedbacks* complexos com outros neurotransmissores e/ou neuro-hormônios também liberados na atividade física; já os hormônios ligados ao estresse (sobretudo adrenalina e cortisol) têm seus níveis regularizados.

O benefício da atividade física, no entanto, vai além. A prática esportiva envolve o convívio social, a competição e habilidades lúdicas – como dominar a bola no futebol, equilibrar-se na bicicleta ou usar com precisão a raquete de tênis –, o que gera vitalidade, equilíbrio e domínio corporal. Em certos esportes, o contato com a água, o vento e a natureza é por si uma vivência terapêutica. O corpo fortalecido aumenta a autoestima; o culto atual à boa forma pode atuar aqui a favor do paciente em recuperação, quando conseguimos que ele faça atividade e exercício físico com esse foco ou "desculpa".

O gasto calórico para estar vivo, quente, com o coração batendo e o cérebro funcionando – o chamado metabolismo basal – é praticamente fixo, modulado sobretudo pelos hormônios da tireoide. O gasto calórico em atividades sedentárias, intelectuais, manuais ou outras é desprezível, algo como 20 a 30 calorias por hora, enquanto na atividade física intensa pode beirar mil calorias por hora.

Com certa constância e intensidade, na sociedade sedentária em que vivemos, a atividade e o exercício físicos são os únicos modos de comer (quase) à vontade e manter-se magro. Não existe cinta quente ou cogumelo japonês que substitua o esforço físico para gastar calorias e queimar gordura; não há pílula nem chá mágico; o que funciona é simplesmente gastar calorias ingeridas por meio de atividade muscular de certa frequência e intensidade.

É como diz o médico Drauzio Varella (2015) a respeito do sobrepeso: "O corpo humano é uma máquina construída para o movimento. Se você precisa ou faz questão de passar o dia sentado, a liberdade à mesa fica comprometida".

A atividade física incorporada no dia a dia afasta também os males e as dores do sedentarismo, sobretudo se praticada de formas variadas, que movimentem todo o corpo, utilizando diferentes músculos e articulações. Depois de orientação e treino, pode-se andar bem mais a pé ou de bicicleta e menos de carro, subir mais escadas, arrumar a casa, incluindo serviços pesados, fazer jardinagem, usar o tempo livre para passeios, se possível na natureza. Deve-se tentar manter a musculatura em operação com o máximo de frequência, variação de atividades e intensidades possível, todos os dias, ou no maior número de dias da semana.

Atividade e exercícios físicos são intercambiáveis. Portanto, vale planejar um *mix* de situações que permitam manter-se em atividade, com a substituição de uma pela outra, quando necessário. Se a pessoa está resfriada e não vai à aula de natação, pode caminhar; se está chovendo e é impossível jogar tênis, pode ir à sala de musculação e usar as escadas dos edifícios. O mote, enfim, é fazer algo físico todos os dias. Sendo gratificante e inventivo, o *mix* tem chance de ser mantido e aperfeiçoado.

A pessoa por vezes consegue isso sozinha, sobretudo se tem um passado fisicamente ativo, mas a atuação de um educador físico pode ser crucial ao criar um programa de atividades individualizado e treinar junto do paciente com TAD. Depois este pode prosseguir por conta própria; os aplicativos de celular conectados a pulseiras ou relógios que estão surgindo no mercado prometem facilitar o processo.

Seguindo essas recomendações, além de produzir vários efeitos sobre os TADs, a atividade física também atuará na prevenção/redução de hipertensão arterial, diabetes e obesidade, impedindo o sobrepeso e auxiliando na prevenção ou redução da osteoporose e problemas articulares.

Com a atividade física constante, mesmo de baixa a média intensidade, observam-se aumento da disposição e eficiência do coração. Cresce a massa muscular e óssea, eleva-se o metabolismo basal. Há fortalecimento do sistema imunológico; melhora a qualidade do sono. Reduz-se a gordura corporal e o risco de doenças metabólicas. Regula-se o funcionamento intestinal, retarda-se o envelhecimento. Fica até cansativo mencionar os benefícios para a saúde de uma *única* medida geral, à primeira vista tão simples de ser implementada.

Enfim, na dimensão psicológica, a atividade física atua na melhora da autoestima, do autoconceito, da disposição, da imagem corporal, das funções cognitivas e das possibilidades de socialização, reduzindo o consumo de medicamentos. Como exemplo perfeito, imagino a turma que escala montanhas ou frequenta as quadras de vôlei e o mar de Ipanema, no Rio, no começo da manhã.

As atividades que possibilitem o aumento da aptidão física relacionada à saúde e à melhora da capacidade psicomotora certamente favorecerão a retomada funcional dos papéis do cotidiano, aumentando os sentimentos positivos e contrapondo-se à angústia e à autodesvalorização típicas dos TADs.

O volume e a intensidade das atividades e exercícios físicos devem ser progressivos e com um grau de complexidade que permita ao paciente iniciar e seguir com a atividade, considerando seu nível de depressão e/ou ansiedade. Voltamos mais uma vez ao conceito de *kairós*, o momento oportuno buscado pela medicina de Hipócrates para adotar determinado tratamento. No caso, não adianta pedir ao deprimido grave que pare de chorar e ao menos ande um pouco no corredor do hospital, nem ao portador de pânico, que não consegue mais sair de casa, que vá à academia. Mas uma hora isso tem de começar; tudo tem seu *kairós*.

Quando o psiquiatra indica um educador físico para um sedentário inveterado com TAD, esse profissional avalia o caso e elabora um programa inicial de exercícios. Pensa no incentivo a ser dado, na facilitação logística, no controle dos resultados e no reforço que motive a continuidade e a autorregulação dos exercícios/atividades. Elabora um programa planilhado segundo a necessidade individualizada do paciente. Com as orientações devidas, muitos conseguem desenvolver sozinhos um pequeno programa de atividade física como medida geral, ou retomar treinos. Mais precisamente, a atividade ou exercício físico suficiente para fazer diferença no tratamento do TAD equivale a 20 a 60 minutos diários de caminhada, de três a cinco vezes por semana, com passo rápido – quando o ritmo respiratório já acelerado permite ainda falar, mas não mais cantar. Mesmo não havendo TAD, atividades e exercícios nessa intensidade já melhoram o humor e o bem-estar de qualquer um.

Isso também pode ser obtido com natação, ciclismo em ritmo leve-médio e qualquer outra atividade física (futebol, tênis, basquete, *skate*, lutas, capoeira, trilhas a pé e muitas outras) – tudo que, fazendo trabalhar os músculos, acelere o coração e a respiração. Isso deve ser priorizado, valorizado, considerado necessário; não como algo fútil ou perda de tempo, mas como condição para a boa vida no mundo contemporâneo, que tende ao sedentarismo.

Para o tratamento de depressão moderada, o National Institute for Health and Clinical Excellence (Nice) recomenda a prescrição de dez a 14 semanas de exercício supervisionado, três dias por semana, devendo cada sessão durar entre 45 e 60 minutos (Gill, Womack, Safranek, 2010).

O paciente com TAD depressivo mais grave, muito idoso, fisicamente enfraquecido ou recém-acidentado deve começar devagar, pouco a pouco. Sair do leito e caminhar assim que possível. Andar dentro de casa, depois em uma rua perto de sua residência. Logo serão sentidas pequenas alterações de energia e vontade, que permitirão paulatinamente aumentar a distância e o grau do esforço (intensidade) da caminhada ou de outro tipo de exercício físico.

O esforço leve a moderado de dez minutos, três a quatro vezes por dia, pode ser também mais seguro e implicar menos riscos para diabéticos, hipertensos, cardiopatas e obesos. O tempo de exercício precisa ser cuidadosamente elevado. Inicia-se com atividades mais leves ou pausadas, como caminhar na esteira a 3-4 km/h ou com exercícios lentos sob supervisão, hidroginástica ou um simples passeio no parque.

Por outro lado, salvo para esportistas treinados, o exercício aeróbio de alta intensidade não é recomendado para pessoas com TAD, pois está associado a estados afetivos negativos – como dor e cansaço extremo, entorses e contraturas, bem como cãibras devidas à produção em excesso de ácido lático, o que facilita a ocorrência de episódios de ansiedade generalizada e/ou mal--estar. Pode haver também uso excessivo de anti-inflamatórios e relaxantes musculares.

Ao iniciar um programa de exercícios, faça inicialmente uma consulta com o clínico geral, sobretudo se você estiver sedentário ou tiver problemas de saúde. Ele checará sua aptidão física e talvez peça um eletrocardiograma de esforço para avaliar a resposta do sistema cardiovascular ao esforço físico e seus limites de segurança. A seguir, comece as atividades devagar. Não abuse do seu corpo e respeite o tempo dele. Nunca pratique exercícios em jejum; antes e depois da prática é preciso ingerir alimentos, porém em pouca quantidade. Por isso, o ideal é durante o dia ter uma boa base alimentar. Depois de almoçar ou jantar, é preciso esperar pelo menos duas horas antes dos exercícios. Se ingerir apenas um lanche, aguarde uma hora antes da prática.

Alimentos que contenham zinco – como arroz, maçã, melão, morango, cereais integrais, castanha e chás – são fundamentais para quem vai se exercitar, sobretudo após o trabalho, pois ajudam a diminuir os hormônios do estresse. Já a banana é rica em potássio e previne cãibras. Uma dieta com carboidratos evita fadiga precoce e lesões musculares. O ideal é consumir até 30 gramas de carboidratos antes de praticar exercícios, como cereal integral, pão integral, barrinha de cereal, frutas. Antes de ir à academia não é recomendável ingerir muita fibra, pois isso dificulta a digestão.

É preciso dormir de sete a até 12 horas por dia. Por isso, programe-se para que a prática de exercícios não substitua horas de sono. Se pudermos escolher, é melhor realizar atividades e exercícios físicos pela manhã ou à tarde. Todavia, quem, por razões de trabalho ou outras, só pode ou prefere se exercitar à noite, precisa tomar alguns cuidados extras para não prejudicar o sono, pois o corpo demora algumas horas para desacelerar, sobretudo com exercícios mais puxados.

Para se beneficiar dos efeitos plenos do exercício físico, é preciso alternar os do tipo anaeróbico (alongamento, musculação e coordenação motora) com os aeróbicos. Nos TADs, deve-se, entretanto, priorizar as atividades aeróbicas, como caminhada, corrida, natação e ciclismo, de forma não competitiva e não intensa, privilegiando sempre que possível as atividades em grupo e o contato com a natureza.

A prática física deve se adaptar à pessoa, às suas preferências e ao seu tempo disponível. Por vezes um esporte novo, como MMA (*multiple martial arts*), arvorismo ou *stand-up paddle*, pode parecer atraente, mas não servirá se logo for abandonado. Sobretudo em adultos mais maduros com TAD, pode-se retomar modalidades esportivas que já foram praticadas; tênis, tênis de mesa, vôlei ou futebol se tornam logo prazerosos, pois já se parte de um domínio técnico da bola. Já as categorias de competição amadora como máster e sênior, de meia-idade e idosos, reúnem por vezes pessoas com antigas afinidades e boa socialização.

Vimos que até mesmo o deprimido sem energia deve tentar fazer uma caminhada, que seja inicialmente de cinco a dez minutos. O simples caminhar (4-5 km/h) nada requer de material: qualquer calçado ou roupa serve. Mesmo trotar (7-8 km/h) ou correr (9-15 km/h), como evolução do caminhar, requer um simples par de tênis, as ruas ou uma esteira.

Natação e hidroginástica ativam múltiplos músculos e têm baixo impacto articular. A natação é uma das melhores atividades esportivas para TAD, pois associa a ativação global do corpo com a modulação respiratória, isto é, com um benéfico acerto de ritmo da respiração, além de proporcionar a magia do elemento água.

Artes marciais também são recomendáveis para alguns, como uma combinação de atividade física com uma medida de harmonização e autocontrole. Adaptam-se a indivíduos que buscam melhorar em aspectos como impulsividade, tendência à violência ou tibieza excessivas. Sua vantagem é que unem a atividade física forte aos métodos de harmonização orientais, presentes em modalidades como judô, *aikido*, caratê, *tae kwon do*, jiu-jítsu, *kung fu* e *muay thai*. Melhoram o foco e a atenção, graças à dosagem de força física nos golpes e na busca do aperfeiçoamento de cada mínimo gesto e movimento. Além disso, o antigo contexto marcial e de combate, ainda que regrado e simbólico, contribui para noções de respeito hierárquico, disciplina e superação, muito significativas para alguns.

Para quem gosta do mundo afro-brasileiro, a capoeira conjuga batuque, canto, dança, algo como vigorosa ginástica de voleios e uma luta coreografada com golpes surpreendentes. Poder juntar-se nos finais de semana a uma roda de capoeira, ajudar no tambor e de vez em quando entrar na dança é terapêutico.

É preciso gostar da prática física! Cada um deve fazer do seu jeito. Quem é muito organizado pode programar mentalmente sua agenda, trotando sozinho antes do trabalho. Quem gosta de conversar pode caminhar com a amiga e colocar as fofocas em dia antes do almoço. Para alguns, o grupo de ciclismo noturno ou de futebol *society* é o melhor momento da semana. A piscina e a academia podem embutir um prazer sensual dos corpos em movimento, a paquera ou o mero bate-papo. O livro do ex-jogador de futebol Raí *Como gostar de esporte* (2013) dá boas dicas sobre várias modalidades esportivas.

No consultório, percebo que, toda vez que o paciente não se entusiasma com a atividade física, ela acaba não sendo sustentável. Basta um dia mais frio, um momento depressivo que todos vivemos ou uma gripe forte e perde-se o embalo. As academias sabem bem disso e grande parte dos planos semestrais ou anuais têm grandes descontos, porque muita gente não frequenta as aulas por mais que duas ou três semanas.

Temos de ajudar o paciente a viver sua singularidade de modo prazeroso. Há os que gostam de desafios imprevisíveis (esportes radicais e de aventura); outros, da competição bem regrada entre times ou atletas; outros, ainda, de perseguir um condicionamento físico crescente (corredores, maratonistas) ou a forma do corpo (malhadores). Há os que só querem passear com o cachorro ou encontrar os amigos na quadra de tênis para bater uma bolinha. Há o fascínio da velocidade, do equilíbrio (*skate*, ciclismo, patinação, esqui) e há o esporte zen, com atividades que exigem concentração (arco e flecha, golfe). A lista de opções é infindável.

E, insistimos, não é preciso necessariamente ir três ou quatro vezes por semana à academia, trocar-se, levar roupas de ginástica, ter um *personal*, material esportivo especial etc. Ao executivo sem essa disponibilidade, geralmente sugiro deixar o carro no estacionamento mais longe, menos lotado, caminhar até a empresa (duas vezes, dez minutos por dia) e almoçar naquele restaurante mais calmo a dez minutos a pé do escritório. À mãe, proponho parar o carro a certa distância da escola e caminhar dez minutos a pé para buscar o filho, em vez de passar o mesmo tempo estressada na fila dupla. Usar escadas em vez do elevador, fazer pequenas compras a pé nas redondezas e outras medidas simples ajudam a completar a "dose" de 40 minutos de caminhada ao menos cinco vezes por semana, sem gasto com academia ou equipamentos. Afinal, até 200 anos atrás isso era apenas a vida normal de todos nós.

Até mesmo atletas, se, em função de um TAD e/ou doença física, interromperam há vários meses uma vida fisicamente ativa – como é típico em depressões ou pânico – podem ter as características de uma pessoa sedentária e devem reiniciar os exercícios quase como principiantes, sobretudo depois dos 40 anos.

Querendo ou não, com o sedentarismo os músculos atrofiam, perdem força e um pouco da função e ficam mais rígidos. Com isso, funcionam de forma desordenada, cansando mais rápido e exigindo bem mais do corpo. Sua musculatura (inclusive a do coração) não está no melhor rendimento. Mas fique tranquilo, pois após algumas semanas de retorno às atividades físicas você já estará se sentindo melhor. Como teve um passado ativo, certamente se recuperará mais rápido.

Ao iniciar ou reiniciar atividades físicas, os batimentos do coração, medidos pelo pulso, devem elevar-se ao menos 30% a 50% sobre o valor de base. Por exemplo, se o ritmo da pessoa em repouso é de 75 batimentos por minuto (bpm), deve chegar a 100-120 bpm. Meça seus bpm no punho, abaixo da linha do polegar, ou na base do pescoço, perto da traqueia, fazendo leve pressão com as pontas dos dedos. Faça isso por 15 segundos e multiplique por quatro. Assim você obterá seu bpm de base (repouso) ou após atividade física.

Hoje já existem aplicativos para celulares e computadores usados para quantificar a atividade e o exercício físico, por vezes com sensores biométricos acoplados e colocados sobre o corpo, na forma de pulseiras de relógio (*smartwatches*) ou faixas em torno do tórax. Pode-se monitorar passos e distâncias percorridas a pé, nadando ou de bicicleta, movimentos executados, calorias consumidas e percentuais de objetivos diários ou semanais atingidos. Um exemplo é o *My Tracks*, do Google.

Existem também aplicativos que funcionam como guia digital para praticar modalidades específicas. O *Pocket Yoga*, por exemplo, traz fotos de centenas de posturas de ioga e explica como realizá-las e por quanto tempo. Elas podem ser selecionadas com base nas partes do corpo que você quer trabalhar ou de acordo com os sintomas que você esteja apresentando (ansiedade, dor nas costas etc.).

O aplicativo *CrossFit Travel* pode ser útil para quem viaja com frequência, pois inclui 120 exercícios que podem ser feitos sem o uso de equipamentos e em espaços pequenos, como um quarto de hotel. O usuário pode programar o que vai fazer e a que horas. Além disso, um gráfico de rendimento e progresso ao longo do tempo é montado para cada tipo de exercício. Novos aplicativos para atividade e exercício físico estão sendo desenvolvidos, bem como óculos, relógios e outras formas de informática vestível que prometem ser quase um *personal trainer* virtual!

Eu adoto e pratico a atividade física. Bem, mal sei jogar tênis, sou um fiasco em lutas, um perna de pau no futebol. Mas, depois de vários travamentos dolorosos na coluna, retomei treinos e práticas esportivas sistemáticas, como fazia na juventude. Porém, o ritmo e o foco são outros. Hoje nado meia hora contínua duas vezes por semana, "soltando" e pensando na vida; tenho um *personal trainer* de Pilates, em uma hora semanal; saio caminhando para fazer pequenas compras e serviços no bairro. Minha grande paixão, porém, é a bicicleta urbana. Em geral, vou trabalhar pedalando e faço todo o meu dia com a *bike*. Verdade que, depois dos 50 anos, comprei um modelo elétrico; chego ao consultório sem suar em bicas. Já não consigo jogar uma partida de polo aquático inteira ou surfar em mar bravo, como na juventude, mas há alguns anos incorporei a ioga como prática de harmonização mente/corpo e tento aprender a meditar. O foco saiu da competição e do desafio para o ideal do bem-estar global do corpo e da mente.

ALIMENTAÇÃO E NUTRIÇÃO: MATÉRIA-PRIMA PARA O BEM-ESTAR[10]

A BOA ALIMENTAÇÃO COMPLEMENTA e potencializa a atividade física. Mas, sobretudo, é auxiliar no tratamento dos TADs como um todo: um único elemento nutricional (por exemplo, vitaminas do complexo B e óleo de peixes) pode valer como um remédio quando favorável à produção de determinado neurotransmissor ou das gorduras complexas que constituem as membranas das células cerebrais, os neurônios.

À parte de qualquer teoria dietética, medidas nutricionais (suplementos ingeridos) e medidas alimentares (o modo de preparar os alimentos, os ritmos e aspectos psicológicos do comer) reconhecidamente melhoram o bem-estar. O cuidado alimentar e nutricional é, assim, um elemento tanto preventivo quanto de restabelecimento do bem-estar no tratamento dos TAD e de inúmeras condições médicas; a escolha de alimentos e a adequação de hábitos alimentares contribuem significativamente para um tratamento integrado.

Na cardiologia, se a pessoa está com pressão alta ou colesterol elevado, mudamos a alimentação, o sal, as gorduras de origem animal. Mudanças equivalentes na alimentação devem ser prescritas em casos de TAD. Como outras medidas prescritas pelo

---

10. Texto escrito em colaboração com Adriana Trejger Kachani, nutricionista.

médico, só o fato de o paciente implementá-las e saber que está se cuidando já é de grande valia no tratamento. Porém, há um elo real a ser desfeito entre alimentação inadequada e piora, desencadeamento ou manutenção dos TADs.

O cérebro humano trabalha numa taxa metabólica muito alta e usa uma quantidade substancial da energia diariamente consumida e dos nutrientes ingeridos para funcionar. A matéria-prima cerebral é composta por carboidratos, aminoácidos, gorduras, vitaminas e minerais; precisamos desses nutrientes para estar bem e em boas condições de funcionamento. É por isso que, na consulta, o psiquiatra (ou nutricionista, quando necessário) pergunta sobre hábitos alimentares – por exemplo, se o paciente ingere muito açúcar branco ou adoçantes, carne embutida, alimentos industrializados, *junk food*, entre outros.

Dependendo das respostas, um profissional treinado é capaz de descobrir que um idoso viúvo ou um jovem músico que mora sozinho, não cozinha em casa e mal sai ao ar livre pode ter deficiência de vitamina B12, ácido fólico e vitamina D, estando seu quadro clínico de depressão ligado a esses déficits nutricionais. Nesse caso, só mudar a alimentação e fazer atividades físicas matinais, à luz do dia, já seriam medidas de tratamento relevantes para esses pacientes, multiplicando benefícios de um tratamento convencional com remédios.

Uma alimentação que foque o melhor funcionamento do sistema nervoso central não exige nada de extraordinário. Basta que seja saudável, variada e balanceada. Se procurarmos consumir alimentos naturais (frutas, legumes, verduras, cereais, carnes, leguminosas) ou processados em casa (bolos, pães, tortas, iogurtes caseiros), propiciaremos melhor matéria-prima para o corpo. Claro, sempre valorizando a cultura e a história de cada um, que pode incluir o arroz-feijão-mistura brasileiro, o *sushi* japonês, a massa italiana etc.

Também é importante reduzir o máximo possível as farinhas refinadas, os salgadinhos, os biscoitos recheados e os sucos em caixinha. Isso não significa cortar de vez alimentos de que gostamos (que podem ou não estar nos exemplos citados), porque ninguém é de ferro. E comer com gosto é bom, para o corpo e para a alma. Comer de tudo, com bom senso.

É claro que o senhor viúvo ou o jovem músico do nosso exemplo não vai começar a cozinhar de uma hora para a outra. Mas pode encomendar congelados de boa qualidade, ir ao restaurante por quilo, ser orientado a organizar a geladeira de uma forma que se minimizem os danos de uma alimentação desregrada.

Alguns podem precisar de suplementos alimentares, que podem ser vitaminas, minerais, aminoácidos ou algo conjugado. Na verdade, em longo prazo, é importante que o paciente com TAD aprenda a se responsabilizar pela sua alimentação como técnica terapêutica auxiliar ao seu tratamento e, a princípio, não dependa de suplementos em pílulas. Estes são indicados para os pacientes em que foram detectados déficits nutricionais significativos, cuja correção contribua para a melhora do TAD, agindo desde o início do tratamento.

Hoje é possível pedir exames para avaliar os níveis de vitamina B12 e ácido fólico e de minerais como magnésio, ferro e zinco, entre outros elementos nutricionais que interferem nos estados de ansiedade e depressão e são indiretamente avaliados por exames laboratoriais convencionais – como o hemograma e as dosagens de homocisteína.

Como dissemos, sempre é melhor que esses elementos nutricionais venham da alimentação correta e da comida natural, sobretudo em longo prazo, mais do que de medicamentos e suplementos da indústria farmacêutica. Assim, nada como uma dieta tradicional no modelo salada-arroz-feijão-mistura, boa combinação brasileira de carboidratos e aminoácidos essenciais para a fabricação de proteínas e de neurotransmissores como serotonina, adrenalina e dopamina. Outros exemplos são canja de galinha, cozidos, peixadas, pratos caseiros e muitas outras preparações que nossas avós já conheciam.

Se você tiver bastante matéria-prima de qualidade, tende a fabricar e a disponibilizar as substâncias que favorecem o melhor funcionamento cerebral. O cérebro é basicamente gordura e proteína, sendo relevante a qualidade dos "combustíveis, óleos e graxas" com os quais tratamos a máquina. Quando adolescente, eu ouvia a banda Genesis dizer "... *you are what you eat, eat well*" e isso parecia um comentário desnecessário. Mas o cérebro chega ao seu melhor desempenho com uma alimentação adequada. Comer direito, portanto, é essencial, sobretudo quando não se está bem.

Então, qual é a dieta ideal? Vimos que os princípios nutricionais gerais coincidem com as recomendações no tratamento dos TADs: equilíbrio, qualidade, variedade e quantidade. *Equilíbrio* de nutrientes que devem ser constantemente checados. *Qualidade* de produtos, ou seja, sempre preferir alimentos orgânicos, minimamente processados e sazonais, quando o sabor é indiscutível e o preço está mais baixo. *Variedade* de produtos e cores, tais como roxo da beterraba, preto da beringela, laranja da cenoura e do limão-cravo, vermelho do tomate, verde do brócolis, verde-claro do abacate, amarelo da manga. Alimentos assim contêm pigmentos variados com propriedades variadas, sejam elas vitamínicas, antioxidantes ou construtoras do nosso organismo. Veja em Lima (2009, p. 77-78) as cores dos vegetais e seus conteúdos em pigmentos pró-saúde, entre outras dicas sobre medidas nutricionais. *Quantidade* porque não adianta uma alimentação saudável acima ou abaixo da quantidade que seu organismo necessita – nesses casos o paciente com TAD pode engordar ou emagrecer em demasia, então piorando os sintomas.

Muito do nosso organismo é formado por proteínas, substâncias orgânicas complexas, estruturas retorcidas de milhares de pequenas peças tipo "Lego", que se encaixam com extrema precisão – os aminoácidos. Há pelo menos 20 deles, que, ao se juntarem de forma repetitiva, formam as tais proteínas. Alguns desses aminoácidos o nosso organismo não consegue fabricar e, portanto, precisam ser obtidos pela alimentação, embora no corpo humano alguns possam ser transformados em outros. Se faltar algum ou alguns daqueles só obtidos pela alimentação (chamados essenciais), pode surgir um déficit negativo na química do cérebro, resultando em situações de TAD. No mínimo, prejudica-se a fabricação de neurotransmissores (por exemplo, a serotonina) a partir de aminoácidos que o corpo não fabrica (por exemplo, o triptofano). Assim, mudar a dieta ajuda muito.

Da mesma forma que os aminoácidos essenciais, outros nutrientes são fundamentais na dieta do paciente com TAD. O exemplo mais importante é o ômega 3, uma das gorduras consideradas boas para o nosso organismo, cujas principais fontes animais são os peixes de águas frias e profundas, especialmente salmão, sardinha e arenque. Fontes vegetais como a linhaça não são tão efetivas na química cerebral. Essas gorduras "do bem" são muito conhecidas pelos cardiologistas, pois, entre outras funções, são antioxidantes e protegem nossas artérias da inflamação crônica. Da mesma forma, protegem nossas células cerebrais.

Mas a ação das gorduras ômega 3 vai além. Vimos que nosso cérebro é formado por cerca de 80 a 100 bilhões de nanoprocessadores (neurônios) que se conectam em média a 10 mil outros neurônios por fibras nervosas que conduzem eletricidade e passam por microconexões químicas (sinapses), em que substâncias químicas (os neurotransmissores) transmitem e regulam o sinal elétrico. Todo esse equipamento precisa de um isolamento, como um fio encapado que pode encostar nos outros.

Descobriu-se que o isolante das fibras nervosas é feito de gorduras complexas, fabricadas a partir daquelas que ingerimos na dieta. Se a qualidade das gorduras simples ingeridas tiver uma proporção significativa de ácidos graxos ômega 3 (com relação a ômega 6 e outros), o isolamento da "fiação" cerebral será melhor, reduzindo os efeitos dos TADs e de certas doenças neurológicas.

Conclusão: aumente o ômega 3 na dieta! Troque, por exemplo, o sanduíche de presunto ou carne por um de atum. Uma

TRANSTORNOS DE ANSIEDADE, ESTRESSE E DEPRESSÕES

recente revisão de estudos, envolvendo 150 mil pessoas em vários países, mostrou que o alto consumo de peixe reduz o risco de depressão (Li *et al.*, 2015). Em certos casos de TAD, pode-se prescrever também cápsulas de óleo de peixe que forneçam ao menos 1 grama ao dia do ácido graxo do tipo EPA, de boa procedência e purificado para não conter metais pesados que são extremamente tóxicos.[11]

Uma pesquisa acadêmica (Jazayeri *et al.*, 2008), depois reproduzida em outros laboratórios, testou a administração de uma dieta suplementada com ômega 3 proveniente de óleo de peixe (1 grama/dia de EPA) num grupo de pessoas com depressão. Depois, testou 20 miligramas por dia de fluoxetina, um antidepressivo comum, mais conhecido como Prozac, em outro grupo. A taxa de melhora dos pacientes foi quase *igual* entre os tratados somente com a dieta ou com o remédio: entre 50% e 56%. Quando se associou o óleo de peixe com o remédio, esse número subiu para 71%. Esse é o espírito da sinergia (e deste livro).

Enfim, para dar uma ajudinha extra na formação dessa gordura isolante, estudos recentes têm sugerido reforçar a ingestão de *uridina*, substância presente na beterraba, no brócolis, em nozes e no melaço de cana. São alimentos fáceis de ser incorporados no dia a dia, *in natura*, raspados na salada ou no suco, algumas vezes por semana.

As vitaminas do complexo B também contribuem para o isolamento da "fiação" dos neurônios, sendo igualmente necessárias para a fabricação dos neurotransmissores e para o bom funcionamento do cérebro. Especialmente as vitaminas B1, muito presente nos pães e cereais integrais; B12, que você pode absorver consumindo carnes, ovos e alimentos de fonte animal; e B9 ou ácido fólico, encontrada no feijão e em vegetais escuros como brócolis, couve e agrião. Já a vitamina B6, presente na banana, no gérmen de trigo e em cereais integrais, contribui para a formação

---

11. Compare opções em: <www.labdoor.com/rankings/fish-oil>. Acesso em: 30 out. 2015.

da serotonina. O magnésio é um mineral também envolvido na atividade da serotonina. Ou seja, não podemos deixar de consumir no dia a dia as oleaginosas (nozes, amêndoas, avelãs, castanhas como a castanha de caju e castanha-do-pará, entre muitas outras). Mas sem exagerar, pois são muito calóricas. Na verdade, se pensarmos que o magnésio está presente também na clorofila, isso significa que uma boa salada verde no almoço e no jantar já ajuda a atividade serotoninérgica! Além de, é claro, colaborar com o bom funcionamento do intestino, uma queixa constante de quem tem TAD. Outro mineral fundamental para ativar o bom funcionamento dos neurotransmissores e a plasticidade das células do cérebro é o zinco, encontrado em carnes, nozes, castanhas, cereais e legumes.

Nos TADs encontramos muitas vezes uma piora da alimentação não apenas como causa, mas como consequência do transtorno. Por vezes, a pessoa não tem energia para se alimentar, fazer compras, cozinhar. Em outras ocasiões, na correria estressante da cidade, o indivíduo toma um refrigerante ou uma bebida industrial aqui e ali, come angustiado, correndo, no *fast-food* barulhento e acossado pela publicidade, fica com queimação e azia, piora a ansiedade pelo desconforto e cria um círculo vicioso. Outras vezes, fica sem comer muito tempo e, quando vai se alimentar, consome mais do que deveria e acaba engordando, piorando a autoestima e piorando o quadro de TAD. Há também aqueles que beliscam alimentos não saudáveis, como bolachas e doces, o dia inteiro e ficam quase sem fome nas refeições. Ou seja, a pessoa não está bem, passa a se alimentar mal porque não está bem e piora ainda mais. Esse ciclo nefasto tem de ser revertido.

Cuidar da alimentação oferece grandes vantagens. Diferentemente da atividade física, na maioria dos casos de TAD pode-se começar esse cuidado imediatamente, antes mesmo de a pessoa melhorar com a medicação – o que leva semanas –, e, então, adotar outras medidas gerais. A família e os amigos ajudam muito nessa hora, comprando alimentos saudáveis, elaborando refeições e comendo junto, quem sabe algo que o paciente adora, aquela "comidinha da alma". A palavra companheiro (que, em sua origem, significava "aquele que compartilha o pão") e a expressão "partilhar o pão" são antigas e refletem a importância de uma refeição para reatar relacionamentos, dissipar irritação, despertar o riso, decidir assuntos, saber das novas. Pense nas mesas medievais.

Se o paciente tiver tempo e dom, aprender a cozinhar costuma ser terapêutico: melhora a autoestima, preenche as horas e os dias e fornece metas em curto prazo. O prazer na comida vai muito além da ingesta gulosa e passa pelos aromas, pelo ponto da massa ou da calda, pelo corte e processamento precisos dos ingredientes, pela montagem de pratos, bebidas, mesa, vinhos e muito mais. O desejo de estar bem é cultivado. A culinária e afins podem ser considerados um dos melhores *hobbies*, como veremos mais adiante. Unem o necessário ao agradável e prazeroso, além de que a comida feita em casa e com cuidados do *chef* é sempre mais saudável e saborosa.

No meu dia a dia, constato que os hábitos alimentares dos pacientes com TAD variam sobremaneira. Atendo desde o obeso mórbido até mulheres muito magras, mas que contabilizam cada caloria. Entre os dois chega o jovem executivo que toma como café da manhã um sanduíche amanhecido, preparado com embutidos e queijo ultraprocessado, que deixou no micro-ondas para facilitar o aquecimento. Seu almoço é outro sanduíche que ele consome na frente do computador e o jantar é pesado, acompanhado de bebida alcoólica; vive há anos à base de antiácidos. Também atendo moças superinformadas, que leem todas as revistas de dietas, fazem detox, só se alimentam de produtos naturais e orgânicos. Parece que está tudo OK, mas um olhar mais atento percebe quanto são neuróticas com a comida, quanto acham que tudo engorda, quanto acham que ganharam peso. E sofrem, em vez de ter prazer em comer. É uma questão cultural e psicológica, movida por sentimentos como culpa e perfeccionismo, que levam à busca de um corpo de revista, "photoshopicamente" perfeito, mas obviamente irrealista e gerador de grande ansiedade.

É aí que os TAD resvalam e podem coexistir com transtornos alimentares específicos – anorexia, bulimia, compulsão e obesidade. O paciente torna-se refém do corpo e de sua imagem, bem como do prato, aumentando a ansiedade e o mal-estar. E piora muito a sua saúde devido à desregulação nutricional decorrente do transtorno alimentar, como ocorre no comer insuficiente, nos vômitos incontroláveis ou no uso interminável de laxantes. Isso realimenta o TAD, e aí os problemas se exponenciam.

A nossa relação com a alimentação nem sempre é fácil. Uns comem qualquer coisa, só porque têm de se alimentar; outros cedem ao impulso de um prazer imaginado a partir de um suculento cartaz de X-burguer na praça de alimentação. Há outros, ainda, com uma relação obsessiva e/ou compulsiva com os alimentos. "Comi cinco palitos de batata frita, agora tenho de ficar dois dias sem comer mais nada com gordura" e "Minha salada tinha muçarela de búfala e *croûton*: muita lactose e glúten para um só dia" são manifestações típicas desse tipo de pensamento obsessivo, uma espécie de "TOC alimentar".

Algumas pessoas, mesmo bem informadas, acreditam que, ao comer um alimento "proibido", a "gordura" vai direto para o quadril ou para a barriga. E pesam-se dez vezes ao dia para verificar se engordaram. Outros acreditam ter comido demais no café da manhã, então almoçam somente uma salada verde gigante, um grelhadinho de meio centímetro e saem morrendo de fome. À noite, comem só uma sopinha rala. Alimentam-se mal o dia inteiro. Mais tarde, tristes, solitários e famintos, atacam a geladeira ou vários chocolates. De novo, o transtorno alimentar pode coexistir e retroalimentar um TAD, dificultando o diagnóstico e o tratamento. Só com o vínculo de confiança, perguntando com tato, é que um paciente confessa suas "loucuras alimentares" ao psiquiatra e melhora o resultado global do tratamento (por exemplo, com a indicação de um nutricionista com prática em problemas ligados à psiquiatria).

No tratamento dos TADs, devemos checar minimamente a alimentação e seu ritmo. Alguns prefeririam "resolver" os déficits nutricionais e as dificuldades alimentares associadas aos TADs com o uso de suplementos vitamínico-minerais encontrados em qualquer farmácia. Mas isso não seria tratar adequadamente em médio-longo prazo, o que significa restaurar a capacidade do paciente de cuidar de si sem depender, dentro do possível, de remédios. E isso passa obrigatoriamente por alimentar-se de modo adequado.

Os suplementos nutricionais podem ser úteis no início do tratamento – por exemplo, de alguém que se deprimiu e perdeu 10 quilos em pouco tempo e está visivelmente, depauperado, anêmico e "depletado". Outros casos justificam suplementos específicos por problemas médicos, idade avançada, baixa absorção intestinal, cirurgia bariátrica prévia etc. – desde que com prescrição médica ou do nutricionista.

Nos TADs, o mais correto é fazer uma *reeducação alimentar* geral e dentro do que é razoável e consagrado. Medidas simples, tais como se alimentar de forma tranquila, sentado à mesa, "como nossos pais". Comer deve ser um ritual, um encontro familiar ou de amigos, mesmo que ocasionalmente. Devagar, sem TV, sem computador, *tablet* nem celular à mão.

Fazer uma refeição sem pressa, mastigando bem ao longo de ao menos 20-30 minutos, faz que a digestão seja melhor, além de saciar naturalmente, uma vez que libera no ritmo adequado os neurotransmissores ligados à saciedade no aparelho digestivo (leptinas, colecistoquininas e outros), que fazem que um mamífero nunca esteja gordo quando solto na natureza, mesmo com grande oferta de comida.

Ritmo calmo ao alimentar-se é um dos maiores inimigos de ganhar peso ao longo da vida. A refeição calma e consciente, associada à atividade física, talvez seja, em longo prazo, a medida mais eficaz para manter um peso adequado, regulando naturalmente a saciedade e o peso esperado proporcionalmente à altura e à idade.

É fundamental fazer três refeições importantes e bem definidas, tais como café da manhã, almoço e jantar. Entre uma e outra, um pequeno lanche, para não chegar à próxima refeição com muita fome. Nada de fazer uma única refeição gigante ao dia. Isso também é importante para que a taxa de glicose no sangue não oscile demais, o que prejudica o bom funcionamento cerebral. São os carboidratos que se transformam em glicose, a única fonte de energia das células cerebrais. Na dieta equilibrada, as quantidades e proporções entre tipos de alimento devem ser ilustradas pela "pirâmide alimentar". Se fizermos uma busca na internet, somos capazes de encontrar dezenas delas.[12]

FIGURA 7. Pirâmide alimentar.

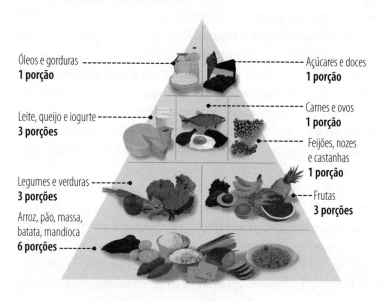

---

12. Disponível em: <www.nutricaopraticaesaudavel.com.br/index.php/saude-bem-estar/entenda-a-nova-piramide-alimentar>. Acesso em: 15 abr. 2016.

A base da alimentação deve ser composta por cereais integrais (e seus derivados, como pães, macarrão, granola, entre outros) e tubérculos (batata, mandioca, mandioquinha, cará, inhame...) – todos fontes de carboidratos. Em seguida, encontramos frutas e hortaliças. Só depois – e contrariando a crença brasileira de que a alimentação deve ser fundamentalmente proteica – encontramos carnes magras, leite e derivados e leguminosas secas, mais conhecidas como feijões. Por fim, no topo, gorduras e até doces – que estão previstos numa alimentação que preza a saúde do corpo e da mente, desde que na proporção adequada.

Na hora de ir ao supermercado, tente lembrar que, quanto menos industrializado o alimento, melhor. Mas, se na sua rotina for impossível fugir dos ultraprocessados, procure ler as informações do rótulo. Vale conferir principalmente a quantidade de gorduras saturadas e trans, fibras e sódio (o brasileiro come sal em excesso!). Se a lista de ingredientes contiver mais de três ou quatro nomes estranhos, que parecem vindos direto de um laboratório químico, evite esse alimento.

TABELA 1. Tipos de alimentos e seus exemplos.

	ABACAXI	MILHO	PEIXE
Alimento *in natura* ou minimamente processado (melhor alimentação)	Pedaços da fruta	Espiga cozida com sal	Peixe fresco ensopado
Processado	Abacaxi com calda enlatado	Milho em conserva	Sardinha ou atum em lata
Ultraprocessado (mínimo consumo possível)	Suco em pó	Salgadinho de milho em pacote	Peixe empanado congelado

FONTE: ADAPTADO DE BRASIL, 2014.

Finalizamos sintetizando e detalhando algumas das medidas nutricionais esboçadas neste capítulo:

TABELA 2. Nutrientes e sua importância nos TADs.

NUTRIENTE	IMPORTÂNCIA NOS TADS	ALIMENTOS-FONTE
Vitamina B6	Ajuda na formação da serotonina	Cereais integrais Nozes e castanhas Frango Fígado de boi
Vitamina B12	Protege a "fiação" que liga os neurônios	Carnes de todos os tipos Leite e derivados Ovos
Ácido fólico	Protege a "fiação" que liga os neurônios	Lentilha, feijão, grão-de-bico Carne bovina Verduras verde-escuras
Ômega 3	Modula os neurotransmissores Isola "fiação" de neurônios	Salmão chileno e norueguês Sardinha Algas
Zinco	Ajuda na atividade dos neurotransmissores Ajuda na formação dos neurônios	Produtos de origem animal Cereais integrais Lentilha, feijão, grão-de-bico
Magnésio	Envolvido na formação e atividade dos neurotransmissores Facilita os impulsos nervosos Ajuda na integridade dos neurônios	Nozes e castanhas Cereais integrais Produtos lácteos Hortaliças e frutas

RITMOS BIOLÓGICOS: SONO, SOL, TRABALHO/DESCANSO

A vida humana, como acontece com todos os mamíferos, é modulada por ritmos biológicos básicos de aproximadamente 24 horas, os chamados ritmos circadianos, que correspondem também aos ciclos dia/noite e vigília/sono. No ser humano, o normal é dormir em um terço desse período, isto é, em torno de oito horas seguidas. Além do descanso do organismo como um todo, durante o ciclo vigília/sono aumentam e diminuem ciclicamente neuro-hormônios relevantes para os TADs: o cortisol, a melatonina, o hormônio do crescimento, os hormônios sexuais. O cérebro reorganiza memórias e se desfaz de arquivos inúteis ou os reprocessa.

Em lugares próximos aos polos (Suécia, Noruega), observam-se quadros depressivos sazonais coincidentes com a chegada do inverno (dias curtos e quase sem luz), que podem ser tratados apenas com exposição à luz brilhante artificial em dados horários ("sol artificial") e sem medicamentos. Isso mostra a importância da luz na sincronização dos ritmos circadianos e sua influência sobre o corpo, na saúde ou na doença, e do sono e da luminosidade adequadas para o bem-estar em geral, em particular nos TADs.

Quando há boa saúde e disposição, os parâmetros do sono e das variações dos neuro-hormônios são cíclicos e previsíveis. O nível de cortisol do organismo aumenta no momento do despertar, chega ao máximo pela manhã e volta ao mínimo na hora de dormir. A melatonina também se eleva ao longo do dia; chega ao máximo na hora de dormir, produzindo a sensação de sonolência, e cai drasticamente com a luz da manhã, percebida mesmo através das pálpebras fechadas.

Enquanto estamos dormindo, a temperatura do corpo é mais baixa. O hormônio do crescimento (GH) e vários outros ligados à disposição geral e ao bem-estar (testosterona, hormônios sexuais femininos) são liberados principalmente durante o sono.

Não é bom dormir cronicamente menos que o necessário. Em geral se menciona um mínimo de sete a oito horas por dia, no caso de adultos, oito a nove horas diárias para adolescentes e seis a sete para idosos, embora estudos recentes recomendem acrescentar até mais uma hora ou uma hora e meia a esses números.

Um sono desequilibrado em quantidade, qualidade e regularidade se torna um círculo vicioso suficiente para desencadear ou agravar os TADs. Como medida geral, a chamada "higiene do sono" busca fazer que o paciente volte a dormir de sete a nove horas em horários regulares, em ambiente calmo, com temperatura amena, sem ruídos nem luzes fortes e dentro do ciclo mais

FIGURA 8. Ritmos circadianos e ciclo do sono.

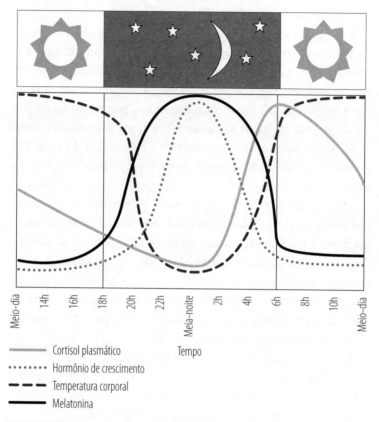

Cortisol plasmático
Hormônio de crescimento
Temperatura corporal
Melatonina

FONTE: REITE, RUDDY E NAGEL, 2004. ADAPTADO PELO AUTOR.

próximo possível do ritmo da luz natural (por exemplo, das 22h às 6h e não das 3h às 11h).

Prejudicam a higiene do sono: dormir empanturrado ou com fome; o álcool; a nicotina; exercícios pesados antes de deitar; filmes e músicas pesadas. É bom desacelerar o dia, adotando atividades mais calmas à medida que se aproxima a hora de ir para a cama. Ainda que sempre existam tarefas incompletas, é importante fechar psicologicamente o dia e ir repousar (como dizem os americanos, "*my day is done*"). Deixar o amanhã chegar.

O banho morno e o copo de leite quente antes de dormir, como recomendavam nossas avós com base na experiência de vida e na sabedoria popular, têm uma influência positiva, hoje cientificamente explicada. O leite é rico em triptofano, um aminoácido que é mais bem absorvido quente e efetivamente ajuda o sono; já o banho morno propicia o relaxamento muscular. Não se expor a luz artificial forte tarde da noite ou mesmo na cama (TV gigante, *e-readers*, *tablets*) também pode ajudar.

O sono saudável, por si, já modula ciclos hormonais relevantes nos TADs, assim como determinados ciclos sobre os quais não existem outros modos de interferir, como o da temperatura corporal. O ciclo da melatonina pode ser drasticamente mudado pela exposição à luz brilhante. No Brasil, mesmo no Sul, ficar simplesmente exposto à luz do início da manhã, de 15 a 45 minutos, mesmo em um dia nublado, pode melhorar muito o sono e fazer mesmo que um paciente de TAD deixe de tomar pílulas para dormir. Note que a regulação do ciclo natural diário da melatonina se faz pela estimulação dada pela luz natural sobre os olhos, enquanto a fixação da vitamina D se faz pela pele. Assim, o banho de sol "da melatonina" ocorre sem chapéus ou óculos escuros, enquanto o banho de sol "da vitamina D" deve contar com uma boa área de pele exposta, sem exageros de proteção solar. O uso de suplementos de melatonina sintética é controverso; alguns pacientes relatam dormir melhor, mas esses produtos não se tornaram um padrão de tratamento para insônias; inclusive não são comercializados de forma rotineira no Brasil.

Uma pessoa que só consegue dormir quando amanhece, depois de passar a noite em claro, por exemplo, pode forçar-se a levantar uma hora mais cedo por dia e expor-se logo à luz externa. Progressivamente, isso tende a acertar seu ciclo com o do próprio dia. Dormir de janela aberta, acordando lentamente com a luz crescente, pode melhorar drasticamente o estado de paciente com TAD e insônia pronunciada. Existem também métodos artificiais de produzir o mesmo efeito, como os abajures especiais com *timer* programável que aumentam a luz progressivamente, simulando a aurora, bem como as câmaras de luz artificial (Servan-Schreiber, 2004).

Busca-se, em suma, que as curvas diárias de liberação no sangue de cortisol, melatonina, hormônio do crescimento e outros sejam saudavelmente ritmadas e regulares ao longo das horas de dia e noite, da luz e do escuro e dos ritmos trabalho/repouso/sono. Hoje se entende melhor como agir sobre os ciclos dessas substâncias produzidas pelo próprio corpo e usar essa regulação neuro-hormonal para ajudar a tratar os TADs por meio de mudanças nos ritmos biológicos.

Uma das piores coisas para o ritmo biológico do sono é fazer turno, isto é, dormir ou trabalhar alternadamente de manhã, depois de tarde, de noite e de madrugada. É tão ruim quanto o *jet lag* dos passageiros frequentes e tripulantes de voos que atravessam muitos fusos horários. Até o animado pessoal da noite e das longas baladas de fim de semana pode ficar bem mal pela simples inversão e desregulação constante do sono e da luz do dia, mesmo sem tomar nenhuma droga. Na vigência de um TAD, deve-se evitar essas situações; nesse momento, refazer ritmos biológicos saudáveis é parte importante do tratamento.

Como rotina, é importante estabelecer uma hora de dormir, base para a regularidade do sono, e expor-se à luz do dia pela manhã por pelo menos 15 minutos, se possível numa caminhada ao ar livre, o que mata dois coelhos com a mesma cajadada: o sono e a atividade física.

A adequação dos ritmos de sono e trabalho deve também respeitar o ciclo de maior vigor de cada indivíduo, o "biotipo" do sono de cada um. Há pessoas matutinas, que levantam a todo vapor, mas à noite, mesmo assistindo a um filme interessante, acabam roncando na plateia do cinema. São as "cotovias". Já outras custam a ligar pela manhã, mal suportam o começo do dia, mas estão em plena atividade durante a noite. São as "corujas". Dentro do possível, ambos devem fazer escolhas dentro do seu ritmo. Tendências contemporâneas no mundo dos estudos e do trabalho, como o *home office*, cursos noturnos e horários flexíveis de expediente beneficiam cada biotipo. Além de melhorar a *performance* profissional, respeitar os ciclos circadianos individuais é uma medida de redução de estresses evitáveis nos estudos e no trabalho.

Não apenas os ritmos do sono e o repouso devem ser regulados no dia a dia. É preciso ponderar quanto de tempo e energia se usa para estar só, em casal, em família, com amigos, em ambientes privados ou públicos, em ambientes institucionais ou casuais. Ficar sozinho algum tempo é salutar; deixar um pouco os filhos e conviver com parceiros amorosos e amigos também. Deve-se evitar, porém, o excesso de tarefas solitárias, como ficar horas preso ao computador quando há boa companhia ao lado. Do mesmo modo, tem de haver os momentos de estar consigo mesmo e acabar de vez com aquele excessivo entra e sai da casa da mãe Joana, sem nenhuma privacidade.

O médico precisa avaliar a relação do paciente com rotinas e previsibilidades. Há quem fique bem como caixeiro-viajante ou promotor de eventos, em que cada dia é diferente e às vezes imprevisível e as pessoas ao redor são sempre diversas. Situações e profissões nas quais não há rotina se adaptam a pessoas com esse tipo de perfil. No outro extremo, há gente que prefere um trabalho metódico e solitário, como o de um engenheiro de cálculos de estruturas, que se sente bem em uma rotina previsível, regrada, na zona de conforto de seu escritório, com pouca gente.

O psiquiatra deve incentivar o paciente a conhecer o próprio perfil e a buscar transformações nesse sentido. Por exemplo, o engenheiro de cálculos, agora recuperado de sua fobia social e recentemente separado, aceita um cargo vantajoso de gerente regional; sente-se liberto, tem voado Brasil afora e conhecido gente nova. Já o promotor de uma casa noturna reduz sua sobrecarga de trabalho na madrugada, readapta horários e a divisão do tempo ao longo dos dias.

O grande filósofo alemão Immanuel Kant fazia de cada dia uma sucessão cronometrada de tarefas. Existe uma lenda segundo a qual as pessoas acertavam o relógio quando ele passava em tal lugar, às 16h15 em ponto. Lenda ou não, cada um tem de encontrar o próprio modo de estar bem em seu próprio tempo; ritmos e padrões de sono, atividade e sociabilização são relevantes.

OCITOCINA, O "HORMÔNIO DO AMOR"

O toque afetuoso e carinhoso é característico de todos os mamíferos e faz parte da vida das crias desde seu nascimento, já na primeira mamada. Com os seres humanos, apesar das características que nos diferenciam dos outros animais, não é tão diferente.

O contato físico, sexual e afetivo entre humanos e mesmo relações afetuosas com animais liberam e regulam finamente a ocitocina presente no organismo humano, substância que desencadeia a amamentação, a receptividade sexual e o orgasmo nos dois sexos. É o principal neuro-hormônio que induz o parto, momento em que chega ao nível extremo no corpo da mulher. Por tudo isso, a ocitocina é também chamada de "hormônio do amor".

O contato acalentador também modula a prolactina, a testosterona e outros hormônios sexuais, endorfinas e vários neuro-hormônios ligados ao cálido bem-estar do bebê, que, ninado após mamar, adormece rápido e feliz. Nesse sentido, *all you need is love*, como diziam os Beatles.

Prematuros que não tinham incubadoras na Colômbia ficaram muito melhores apenas monitorados sobre o corpo da mãe. O berço hipertecno não é melhor que o colo. A falta de recurso tecnológico mostrou a importância do corpo a corpo. Otis Redding, cantor falecido há quase 50 anos, dá a melhor dica possível para qualquer homem, de início, tratar uma mulher: "Try a little tenderness"[13].

---

13. Faixa do disco "Complete & unbelievable: the Otis Redding dictionary of soul", de 1966.

O ser humano é um animal gregário que, mantido muito sozinho, ou enjaulado, deixa de produzir na medida certa esses hormônios "mamíferos" que o mantêm em estado de bem-estar. Como o prisioneiro da solitária, sofre com círculos viciosos de inflamação, dor e oscilações de humor, com mal funcionamento cerebral e mental. Inversamente, se a pessoa conviver corporalmente com os filhos, pais e parceiros afetivos, tiver um bicho de estimação que acaricia, bebês e crianças com os quais convive, conseguir criar situações de intimidade e contato afetivo e corporal humano – de simplesmente dar as mãos a viver uma sexualidade mais ampla e liberta – haverá uma interferência positiva na regulação neuroquímica cerebral, como se fosse um reforço medicamentoso contra a tendência a ansiedades e depressões.

O psiquiatra pode sugerir a convivência com animais, mesmo que seja um passeio diário com o cachorro. Começar a noite de garoa com o parceiro num jantar à luz de velas ou assistindo a um filme sob o cobertor pode ser, nesse sentido, terapêutico. Namore. Tenha tempo para isso. É difícil fazer prescrições médicas "sexuais", mas intimidade física verdadeira é mágica. É importante que o sexo não seja apenas fantasiado ou virtual. Paradoxalmente, em uma época de tanta suposta liberdade sexual, há muito desencontro amoroso e poucas noites de louco amor. Há demais aquele sexo midiatizado ou mecânico, sempre um pouco frustrante ou virtual. Uma pena.

Sexo pode ser bem terapêutico, com a vantagem de que é uma atividade prazerosa. E, no caso dos TADs, o parceiro mais desejoso pode usar ainda a desculpa: "O médico mandou!"

MEDICINA DO BOM SENSO

COMO A FAMÍLIA E OS AMIGOS PODEM AJUDAR NOS TADS

Em situações psiquiátricas mais graves que os TADs (surto de esquizofrenia, crise de dependência de drogas ou depressões gravíssimas), familiares e amigos têm papel crucial. Sua colaboração, quando possível, evita a internação em hospital psiquiátrico, com a adoção da chamada "internação domiciliar", na qual a pessoa é continuamente acompanhada em casa para evitar pioras, como o uso de drogas e tentativas de suicídio.

A internação hospitalar de um paciente catalogado como "psiquiátrico", mesmo nos dias de hoje, é sempre estigmatizante e geradora de grande mal-estar ao paciente e às pessoas que lhe são próximas. Mas, quando necessário, busca-se hoje interná-lo no hospital geral, aquele que atende a todas as especialidades médicas, junto com outros pacientes. O obsoleto manicômio, com suas grades e camisas de força, vem sendo em geral desativado, embora o cuidado psiquiátrico hospitalar, em saúde pública e privada (SUS, convênios e clínicas), continue deixando muito a desejar.

Aqui cabe uma observação pessoal. Aos meus 19 anos de idade, na Faculdade de Medicina da Universidade de São Paulo, comecei a pensar em ser psiquiatra justamente a partir do questionamento da internação psiquiátrica, que não se sustentava mais como instrumento terapêutico, mas como forma violenta de controle e exclusão social. A obra de Michel Foucault, teórico francês que se debruçou sobre o tema do elo saber-poder, bem como as práticas do (anti)psiquiatra Franco Basaglia, marcaram-me durante a juventude. Hoje fico feliz ao ver pronto-atendimentos e enfermarias de psiquiatria em hospitais gerais; os ambulatórios e hospitais-dia de saúde mental trabalhando com respeito ao paciente, que não é mais o louco a ser amarrado e isolado em um manicômio. Que bom, não é mais regra policialesca uma "autoridade" rotular alguém de "insano" e mandar interná-lo no hospício, despido de individualidade, voz e tratamento adequado.

Note, porém, que em alguns casos internações psiquiátricas de curta e média duração são necessárias, até para exames diagnósticos e restabelecimento de condições de um tratamento fora do hospital; ainda precisamos de alguns leitos psiquiátricos na saúde pública e privada, sempre dentro dos hospitais gerais.

O custo/benefício da internação só se justifica nos casos evidentes de agressividade, com risco para o próprio paciente e outras pessoas, ou em caso de problemas médicos associados aos sintomas psiquiátricos, como coágulo no cérebro, falência alcoólica do fígado, complicações com drogas em geral e/ou intoxicação por medicamentos. Nos casos de depressões graves e psicóticas, a internação se dá sobretudo para prevenir o suicídio e a violência e assegurar os cuidados de diagnóstico e tratamento.

Uma das mais difíceis avaliações psiquiátricas é determinar o risco de suicídio que justifica a prescrição de internação domiciliar ou hospitalar. Nesses casos é sempre melhor pecar pelo excesso, o que deve ser exposto em uma conversa franca com o paciente, a família e os amigos. Para evitar desfechos mais graves, todos têm de ser orientados e instruídos pelo corpo médico ou de enfermagem para tudo dar o mais certo possível, sobretudo após uma alta hospitalar.

Em caso de internação domiciliar, amigos e familiares precisam estar com a pessoa todo o tempo, de modo amoroso, deixá-la se expressar sem censuras, conversar, supervisionar a ingestão de medicamentos, coordenar alimentação, atividade e descanso. Devem garantir que as obrigações pessoais do paciente serão resolvidas ou adiadas. É preciso ainda afastar objetos de risco – como remédios, armas, facas, certas chaves e terraços altos e abertos –, além de evitar situações, pessoas e lugares que claramente farão mal ao paciente.

Nos casos menos graves, como os TADs que são o foco deste livro, a esmagadora maioria dos pacientes não tem grave inclinação suicida, não havendo necessidade de internação hospitalar ou domiciliar. Ainda assim, mesmo em depressões menos graves, o psiquiatra deve ter sempre uma "pulga atrás da orelha" e avaliar o risco de suicídio impulsivo ou premeditado, sondando, suspeitando e perguntando ativamente sobre ideias de "morte bem-vinda", "deixar-se morrer" e planos suicidas, mesmo disfarçados em aquisição de seguros de vida e arrumação de inventários. A ajuda de pessoas próximas pode ser decisiva nessas questões, sobretudo no início do tratamento. A experiência mostra que, quando a família e os amigos dialogam continuamente com uma pessoa deprimida, esta acaba revelando direta ou indiretamente intenções suicidas e as devidas medidas de prevenção podem ser adotadas.

Ainda que não haja risco de suicídio, em muitos casos a família e os amigos devem também ajudar a guardar e supervisionar a tomada de medicamentos, mesmo que a pessoa já seja adulta e aparentemente tenha autonomia para isso. Muitas das tentativas de suicídio são feitas com os próprios remédios prescritos pelo psiquiatra.

Em casos de depressão e outros TADs, o paciente pode também medicar-se irregularmente, "desistindo" volta e meia do tratamento. Há ainda pacientes confusos e angustiados com problemas burocráticos, tais como aprovações e reembolsos morosos por parte dos planos de saúde, ou sem dinheiro para comprar remédios que são por vezes caros e cuja compra ficam adiando – estes precisam ser ajudados.

As pessoas próximas podem fazer também um precioso contato direto com o médico, mesmo que o paciente não ache necessário. Certa vez, dois dias após começar a tomar o antidepressivo que prescrevi, um paciente idoso estava com evidentes tonturas ao levantar, mas considerava serem apenas parte do que supunha ser uma "instabilidade mental". O problema foi relatado por familiares. Reduzi a dose do medicamento à metade, o que evitou talvez uma queda com fraturas; ele parou de ficar tonto no dia seguinte e só retornei à dose inicial depois de uma semana. Com o organismo agora acostumado ao medicamento, não teve mais tonturas e, semanas mais tarde, já estava bem melhor da depressão crônica.

O cardiologista Bernard Lown (2008) relata várias histórias clínicas de fantásticos acertos diagnósticos e de tratamento, obtidos graças à participação de familiares nas consultas. Por vezes são os amigos próximos que conseguem levar o paciente ao consultório e aos hospitais para fazer exames, quando este não tem energia ou teme fazê-lo, mesmo compreendendo racionalmente essa necessidade. Colaboram em diversas situações essenciais ao bom desfecho do tratamento.

Médico e pessoas próximas ao paciente facilitam as coisas quando entendem juntos que, para o claustrofóbico, por exemplo, pode ser melhor solicitar uma tomografia, exame menos preciso, porém menos penoso do que uma ressonância magnética (que obriga o paciente a entrar num estreitíssimo tubo de metal e ouvir seu ruído, parecido com o de uma turbina de avião). Quem sofre de pânico por vezes receia e evita os exames de sangue necessários e teme entrar em crise no laboratório; nesse caso, as pessoas próximas podem ser cruciais. O deprimido quieto e melancólico que se autoacusa e se considera indigno de si mesmo pode não cumprir e ocultar de todos as orientações do médico, por achar confusamente que merece morrer na dor.

As pessoas mais próximas não só colaboram em todos esses arranjos práticos "difíceis" como são as primeiras a relatar melhoras nítidas quando o próprio paciente, amedrontado, depressivo e inseguro, ainda não consegue reconhecê-las. Nos TADs isso é extremamente relevante: mesmo uma pequena, mas clara melhora nos sintomas – como sono mais tranquilo, ou diminuição das crises de choro, pode indicar a persistência ou não no uso de uma medicação ou a necessidade de acertos nas suas doses.

É bom lembrar que o TAD em si não aparece em exames de sangue, tomografias nem em nenhum outro exame médico que permita seguir um protocolo do tipo "receita de bolo". As decisões são tomadas com base no relato clínico do paciente e na observação deste, mas também têm de se fundar no relato das pessoas próximas, quando pertinente.

Amigos e familiares devem ajudar a combater o isolamento extremo nas depressões e condições ansiosas; ter paciência infinita com discursos pessimistas, catastrofistas e até irreais da pessoa no pior de seu TAD e, sobretudo, não culpá-la por não "reagir". Ninguém gosta de estar deprimido ou em pânico. Se está vivendo um pesadelo assim, é por uma dificuldade acima de suas forças naquele momento.

É importante apenas *ouvir* o viés ansioso e depressivo do paciente, sem falsamente concordar, mas aceitando-o como posição da pessoa *naquele momento*, da qual você pode discordar, embora a respeite. Em vez de reprovações, os amigos e parentes podem colaborar efetivamente no tratamento, como nas medidas nutricionais e também na atividade física, em que fazer as coisas juntos é um estímulo. Nas primeiras caminhadas com um portador de TAD, cada 100 passos serão uma dose a mais de remédio.

Tive um paciente que conseguiu voltar aos jogos de futebol dos quais participava há anos, mesmo com uma fobia grave. A família e os amigos foram peças-chave para ele retomar esses encontros, o que levantou muito o seu astral. Vale assegurar a frequência do paciente de TAD em situações sociais, ainda que ocasionalmente: carro à disposição, calmantes no bolso se necessário, banheiros próximos, companhia constante, ajuda respeitosa. Esses podem ser fatores relevantes de restabelecimento para que ele não piore antes de o tratamento surtir todo seu efeito. Também o ajuda sentir que ainda pode fazer o que sempre gostou de fazer.

Há situações em que o psiquiatra pode tentar reaproximar o paciente da(s) pessoa(s) em quem ele mais confia, mas não quis chamar ou evita pedir ajuda por vergonha, autocomiseração ou para não quebrar a sua melhor "imagem". Em alguns casos de TOC, o paciente oculta suas agruras de todos por anos, até que decide se tratar[14]. É seu terrível segredo: sabe que é excessivo ou bizarro lavar as mãos mais de 50 vezes ao dia para se "descontaminar", temer pegar aids por qualquer ferida no dedo ou gastar

---

14. Veja um relato recente em Adam (2014).

três horas fazendo uma lista de checagens para poder sair de casa sem enorme ansiedade.

Quando o psiquiatra incentiva a família ou as pessoas próximas a nomear a situação como transtorno ou doença (isto é um TOC, depressão ou fobia, por exemplo), a vergonha do paciente se atenua e as condições do tratamento melhoram. Isso porque sua condição passa a ser não a do indivíduo "louco", mas de alguém com um problema médico que outros também apresentam, parte possível do ser e estar humano, diagnosticável e tratável em passos sucessivos.

Vimos que, em muitas situações de TAD, as técnicas cognitivo-comportamentais são úteis e que as pessoas próximas podem ajudar concretamente. Em um caso de fobia de estar longe de casa ou de socorro, é fácil acompanhar e estar junto com o paciente em um programa de terapia comportamental – ir com a pessoa de início até o portão do prédio, até a esquina, até a estação de metrô, e assim por diante – e ajudá-la a organizar os registros solicitados pelo terapeuta, bem como a garantir a presença do paciente nas sessões de terapia.

ESTRESSE ELIMINÁVEL: A RAZÃO MODULANDO AS EMOÇÕES

Vou tentar, de início, ilustrar a questão do estresse eliminável pela relação que pode ser estabelecida entre consumo/*status versus* qualidade de vida. Quando possível, sugiro aos pacientes que reconsiderem o valor do tempo livre, da simplicidade e da despreocupação em comparação com valor do dinheiro, dos bens materiais e do consumo, no sentido de não ficarem se estressando para ter um padrão de vida que exige preocupação constante e um tempo excessivo dedicado a ganhar cada vez mais dinheiro e/ou a gerenciar dívidas. Isso também significa ter menos urgência e temor do futuro; a vida é agora.

É uma visão muito pessoal, identificada com os filósofos Epicuro e Sêneca – que mencionarei no final deste livro –, que implica a revisão de questões como o *status* aparente, o custo e o desfrute de símbolos de riqueza, o consumo como felicidade (ainda que efêmera e ilusória), o prazer imediato e a qualquer custo, o valor da notoriedade real ou suposta – e até mesmo o que podem significar a fama e o poder.

Na minha visão, vale trocar mais liberdade e tempo livre a sós ou com quem amamos por menos poder de consumo e/ou *status* social. No meu consultório paulistano, sinto que vários dos pacientes poderiam reduzir esse tipo de angústia provocada pela necessidade de *status*.

Gosto de usar o exemplo do carro novo. Pode-se comprar um veículo zero quilômetro com algum dinheiro, e com três vezes mais que isso um carro com todo o conforto, tecnologia, desempenho e segurança. Ainda assim, há gente que trabalha demais e se desgasta sonhando em ter um carro que custa até dez vezes mais, com equipamentos que ninguém usa e capaz de alcançar mais de 290 km/h, o que só seria possível numa pista de corrida. Para isso, é preciso ganhar muito e sempre mais, endividar-se, correr mais risco de ser assaltado, pagar seguros e revisões caríssimas na concessionária, com sua dose adicional de estresse. Isso vale a pena? Não é melhor investir em cuidar do corpo e da mente?

Assim, quando pertinente, sugiro com tato aos pacientes que reconsiderem o valor do tempo *versus* o do dinheiro e o estresse de contrair dívidas evitáveis. Muita gente poderia viver melhor com alguma redução de consumo, de ganhos, em vez de ter de pagar eternamente "suaves" prestações.

Por outro lado, há pessoas tão obcecadas com a economia que se exaurem em compras extenuantes em hipermercados e *outlets* distantes, em liquidações e promoções lotadas, à procura de melhores preços, ou ficam horas a fio escarafunchando a internet chinesa em busca do mesmo produto mais barato. Pergunto novamente: isso vale a pena?

Tempo no trânsito é outro tema nas megalópoles: por que alguém tem de demorar três ou mais horas diárias no trânsito entre o condomínio de luxo na periferia onde mora e o escritório no centro? Não seria melhor morar em menos metros quadrados, perto do trabalho ou da escola, pensar em fazer a vida no bairro a pé ou de bicicleta, ver gente nas ruas e não pedágios e mares de veículos, além de recalcular horários melhores para os trajetos inevitáveis?

Esse estresse do dia a dia da grande cidade e do mundo contemporâneo agem sobre os mesmos mecanismos que levavam o homem das cavernas a ficar alerta, em situações de caça, luta ou fuga. A reação de estresse, que no passado foi adaptativa e de sobrevivência, agora é reproduzida numa situação em que a resposta não é lutar ou fugir, como no trânsito ou nas filas de espera. Não se "queima" a adrenalina e o cortisol liberados em profusão, o que torna agora o estresse desadaptativo. Ao longo dos anos, esse estado de tensão constante pode se transformar em círculo vicioso e desencadear ou agravar os TADs. Quanto desse estresse pode ser evitado?

Há muitas medidas para reduzi-lo, mas o melhor ponto de partida é eliminar sua causa: repensar as escolhas de vida e tomar coragem de fazer mudanças que reduzam os problemas *evitáveis*, agudos ou crônicos. Isso inclui relacionamentos que já goraram, empregos que fazem mal demais, metas corporativas que já mandaram quase todos os seus colegas de equipe para o hospital, qualquer relacionamento que se caracterize pelo sofrimento constante de ao menos um dos envolvidos etc.

Quantos sapos podem ser engolidos por dia? Vale a pena mudar de emprego se um salário mais alto vem com indigestão? Vale discutir com a operadora de telefonia por um pequeno aumento na conta, ao preço de horas de exasperação ao telefone, falando com alguém treinado para fazer um discurso evasivo?

Às vezes, o mau patrão é você mesmo; tive uma paciente que tinha seu ciclo mais ativo durante a noite, mas obrigava-se a trabalhar num emprego no qual entrava às 7h da manhã, alegando que chegar às 10h seria coisa de "preguiçoso". O café da manhã com os filhos às 5h45 era insuportável e superestressante para todos. E a sua empresa aceitava horários flexíveis.

Também é inviável trabalhar 12 horas por dia em um edifício sem luz natural, responder *e-mails* e mensagens da empresa a qualquer hora ou dia e manter a saúde. O excesso de trabalho e de estresse nunca deve ser pensado como regra, somente como exceção, com a contrapartida de pausas e férias.

O novíssimo diagnóstico de *burnout*, o esgotamento total pelo excesso de trabalho, é um sinal do extremo a que se chegou nas demandas de trabalho do mundo atual; todo mundo conhece ao menos um *workaholic*, trabalhador ou empreendedor "sacrificado", que vai ficar "bem de vida", mas pode infartar nesse meio-tempo.

Assim, pergunto aos pacientes quais são seus ritmos de trabalho e de repouso, incluindo finais de semana, férias e quando a casa vira escritório (*home office*). Em situações mais graves de desequilíbrio e *burnout*, podemos considerar licenças de trabalho, forçar períodos *off-line* ou recomendar algum tempo nos raros lugares que hoje são considerados "buracos negros", onde internet, telefonia ou canais de mídia ainda não chegam.

Globalmente, trata-se de avaliar o custo/benefício em saúde e bem-estar a cada escolha de estilo de vida no nosso mundo capitalista. Viver com 20% de renda ou de gastos a menos compensa em bem-estar? Seria mais aceitável desfazer-se do SUV gigante e andar com um carro pequeno que leva cinco pessoas no trânsito da cidade, consumir menos luxo e grifes, deixar as contas sempre no azul, não ter dívidas, às vezes dar-se algum luxo ocasional e, enfim, dormir como um anjinho?

Um rápido ganho de altitude corporativa ou social em geral não se reflete em maior felicidade, e qualquer queda rápida, ainda que não seja financeira, pode evidenciar um vácuo da alma antes não vivenciado. Ou, ainda, a percepção de não haver sentido ou recompensa existencial no *status* conquistado a qualquer preço. No consultório, já ouvi relatos assim: "Cheguei lá antes dos 40 e agora... estou mais infeliz e sem projetos".

No limite, fica claro até que ponto o indivíduo pode viver de sobrecargas, aparências, vaidade, poder, ostentação, seduções, tédio, opressão aos outros, falta de ética e de honestidade. Quantos são escravos de uma substância, relação, situação social, do corpo perfeito e do *status*?

Mas não se muda a cultura de um indivíduo em algumas consultas, menos ainda a sociedade e seus preconceitos. Por vezes, nem mesmo anos de psicoterapia conseguem fazer o paciente abandonar seu narcisismo e suas quimeras. Diante de um TAD, porém, deve-se ao menos tentar reduzir alguns estresses evitáveis, aqueles que se contabilizam por pequenas mudanças favoráveis e sustentadas ao longo de semanas, meses e até anos. Isso já faz grande diferença.

AMADORISMO E *HOBBIES*: ALÉM DO TRABALHO E DAS OBRIGAÇÕES

Hobbies podem ser definidos como atividades que "não cansam e ainda descansam", cujo objetivo é *desfrutar* do trabalho sendo realizado e também do seu resultado, com um foco tal que põe em perspectiva o momento vivido com interesse e acaba por combater o estresse do dia a dia.

Embora o termo *hobby* pareça ultrapassado, a ideia é que o paciente de TAD comece ou reinicie, como medida terapêutica, *qualquer* atividade que lhe dê prazer e possa ser realizada concretamente. Pede-se, em suma, que o paciente reserve algum tempo para se desprender de preocupações e ansiedades do cotidiano.

Pode ser um intervalo de tempo com dia e hora marcados com amigos. São as reuniões de quem cozinha e come, de confrarias de vinho, dos torcedores de um time de futebol que veem as partidas juntos na TV, ou ainda de músicos amadores que tocam em um improviso jazzístico ou sarau toda semana; há quem prefira atividades essencialmente individuais, como fotografar, ler, jardinar, passear sozinho no anonimato o. fazer artesanato. Há *hobbies* em que uma parte importante do prazer está nos relacionamentos e vínculos humanos construídos ao seu redor. Em cursos de dança de salão, pilotagem de aeromodelos, história da arte, grupos de viagens ao Oriente, de trilhas em jipes ou de colecionadores de arte e objetos *vintage*, a inserção num meio em que as pessoas se identificam em torno de um objeto de fruição é sempre benéfica. Temos aí abertura social, bom humor, exercício de tolerância, criatividade...

Até grupos virtuais, com sua intrínseca falta de presença "humana", podem valer a pena quando reúnem afetivamente apreciadores de alguma coisa. Na internet, você pode descobrir que não é o único a colecionar LPs do pianista Bill Evans ou fotos da garota X ou do gato Y. No Instagram há pessoas que fotografam a lua, flores, animais de estimação; no YouTube há muitas versões de cada canção famosa, de cada *hit*, de programas de TV e *shows* antológicos, de anúncios antigos. Humor. *You name it.*

A variedade de atividades que os pacientes podem ser estimulados a fazer é enorme. E, se isso é prescrição do psiquiatra ("o médico mandou"), já funciona, nem que seja pelo efeito placebo. Afinal, a pessoa tem menos resistência, culpa ou autocensura de fazer algo para si, algo que não é afinal "útil", que toma tempo e pode custar bastante dinheiro (por exemplo, *hobbies* em aviação, mergulho ou viagens de aventura).

Os *hobbies* variam, mas alguns são muito preciosos, por tocarem aspectos mais holísticos – sendo, portanto, especialmente favoráveis ao tratamento dos TADs. A jardinagem, que o filósofo Voltaire tanto recomendava, pode envolver pesquisa em *sites*, livros de fotos, conhecimento de biologia prática, senso de *timing* via conexão com as estações do ano e as floradas, mão na terra, atividade física ao fazer visitas a viveiros e outros jardins e ao carregar pedriscos. Cada um cuida do seu jardim do seu jeito; essa individuação é importante. Mesmo dentro de um apartamento, com poucas plantas, é possível acompanhar os ciclos de crescimento e floração e aperfeiçoar os cuidados com as plantas – é como uma botânica zen.

A postura ou o modo de se conduzir na vida dito "zen", originário da vasta cultura oriental, implica focar no presente, o *haikai* da vida, o aqui-agora único e poético. O zen pode ser contemplativo e meditativo, mas pode também pedir a ação, por exemplo, na concentração focada no arco, no momento em que se dispara a flecha. Vale conferir o já clássico *A arte cavalheiresca do arqueiro zen* (Herringel, 1984). O zen também tem afinidade com a criação artística, como no *origami* (dobragem de papel) e no *ikebana* (arte de arranjo em vasos ou buquês de plantas e flores).

Certa vez tive em meu consultório uma paciente japonesa de 65 anos, que enviuvara recentemente e não encontrava nada que desse sentido à sua vida. Descobri que, na juventude, fazia *ikebana* em Okinawa, e depois em São Paulo. Quando já estava melhor de sua depressão, estimulei-a a retomar a atividade. Ela finalizou o ciclo de tratamento com remédios e acabou tornando-se professora de *ikebana* em um importante centro de cultura japonesa, retomando uma vida social em posição de grande respeito por parte de seus alunos mais jovens, como quer a tradição nipônica.

Outra história: havia um indivíduo que se achava gordinho e careca e sofria, como ele dizia, de "baixa autoestima"; suava frio se tinha de falar com quem não conhecia e supunha ser superior. Comprou um Karmann-Ghia 1966 sem capota e começou a conhecer gente relacionada a carros antigos, um meio no qual se sentia bem – entre mecânicos, funileiros e outros restauradores. Com o carro reformado, melhorando do seu TAD, começou a ir com a esposa a passeios e feiras de aficionados nos finais de semana de sol ou mesmo de chuva, nos quais antes se sentia amuado, com a esposa vendo vitrines e fazendo compras sem parar nos *shopping centers*.

As pessoas que gostam de viajar conseguem por vezes dar um *reset* significativo de vida em apenas uma semana. Usando aplicativos com GPS, rodovias e estradas sempre funcionam na viagem de improviso, enquanto bilhetes aéreos comprados com boa antecedência podem ser baratos. Escolher bem o destino é importante. Há quem seja aficionado por viagens esportivas e de aventura (*trekking*, esqui, maratonas), festas e festivais culturais etc.

Às vezes, a viagem menos pretensiosa e mais *low-profile*, como para a praia ou a montanha, no inverno ou em baixa estação, pode ser mais restauradora do que uma longa viagem internacional que vai tomar muito tempo de trânsito e deixar o turista com *jet lag*. Falo de algo simples, como o habitante da grande cidade passar mais tempo em lugares sossegados.

Não por acaso os médicos das nossas avós recomendavam banhos de águas sulfurosas em Araxá ou as areias levemente radioativas do Espírito Santo: conheciam o benefício do simples descanso, certamente maior que o da hidroterapia e dos poderes da areia monazítica de Guarapari.

Coleções e estilos são estranhos para quem não é colecionador ou "estiloso", mas permitem a curtição individual e também em grupos que frequentam os mesmos bares, lojas e locais de "culto". Pense na turma das motos Harley-Davidson, das *raves*, da roda de samba, dos apreciadores de artes plásticas, grafites ou de alguma outra tribo urbana.

Para os que têm TOC e tendências obsessivas, o colecionismo pode ser uma boa canalização do sintoma de ordenar, preencher os vazios, catalogar. Na minha infância vivi os álbuns de figurinhas e toda aquela atividade social de trocar os cromos repetidos. Aprendi sobre os países com as coleções de selos postais que herdei. Era bom. Colecionar miniaturas, obras de arte, fotos e afins pode substituir as horas em que o executivo monta planilhas inúteis no fim de semana, em grande agonia, ou aquelas em que a mulher madura fica a contar as rugas, diante do espelho hiperiluminado.

A ARTE COMO TERAPIA

Freud criou o conceito de *sublimação* para descrever a canalização de tendências eróticas e agressivas para atividades e certos trabalhos criativos. Quando desloco minhas emoções conturbadas para as cordas do violão, ouço alto Chopin ao piano, desenho com traços rápidos ou minuciosos, canto no chuveiro, danço sozinho, pinto, escrevo um diário, sou ator em um grupo de teatro amador, fotografo ou catalogo, estou sublimando, isto é, dando um destino – em forma de arte ou criação expressiva – às minhas angústias e aos meus conflitos internos.

O mero ato de ouvir música já é sublime e sublimante. A dança também é bem direta: do balé ao carnaval, põe em jogo a linguagem corporal, plástica, erótica, cinética e muscular. Não são necessários treino e talento para meramente extravasar, fazer osmoses de sentimentos e linguagens pela via da arte: às vezes um desenho rabiscado com uma Bic tem efeito calmante ou provoca um *insight*.

Assistir a comédias, tragédias, concertos ou *shows* de música ou frequentar exposições de artes plásticas e museus também são sublimações, em certo grau. O bom senso não recomendaria dramas pesados para alguém no pior de um TAD, mas, sim, ouvir músicas que conduzam a emoções e cadências desejadas e não tensionem, bem como assistir a filmes e séries leves ou comédias no espírito "rir é o melhor remédio".

Em um estudo recente realizado em Oxford, comparou-se pessoas que viam vídeos cômicos ou outros sem nenhum apelo emocional (como manuais de eletrodomésticos). Os primeiros tinham a sensação de dor diminuída, como se tivessem feito uma atividade física, sugerindo algum tipo de estímulo das endorfinas no humor, no riso e na pilhéria. Já o riso fingido não produzia esses efeitos (Dunbar *et al.*, 2011).

Embora o elo com a sublimação de que falava Freud tenha relação com as artes criativas, o simples artesanato, o bordado ou a pintura de porcelana podem ser atividades de efeito semelhante. Lembro-me de várias pacientes de mais idade que reforçaram ou retomaram essas atividades com benefício claro ao seu bem-estar. Fizeram travessas belas que são inclusive usadas à mesa, vasos que deram para as filhas, malhas para os netos.

Entre os mais jovens, a criação e a divulgação artística ganham espaço e potencial inéditos nas redes sociais, em fotos, ilustrações, gravações e vídeos. Hoje é possível criar um vídeo de alta definição que, num clique, pode ser visto por qualquer pessoa do planeta, sobre qualquer tema, com recursos acessíveis de edição – algo impensável para os jovens na era da filmadora do século XX, com seu caríssimo rolo de negativo de acetato e sua mesa de edição de milhares de dólares.

USO DE MEDICAMENTOS E SUBSTÂNCIAS EM TAD

É essencial verificar se há outros remédios ou substâncias utilizados pelo paciente que possam ter efeitos negativos no tratamento ou mesmo estar na origem da ansiedade e da depressão. O médico deve sempre ativamente perguntar pelo uso de cafeína, álcool, drogas lícitas e ilícitas ou medicamentos com e sem receita (descongestionantes nasais, analgésicos, anti-inflamatórios, calmantes fitoterápicos, entre outros), que mexem de alguma forma com a saúde psiquiátrica, ainda que pareçam inofensivos.

A cafeína e substâncias assemelhadas, presentes no café, em refrigerantes de cola e nos chás preto, verde e mate, bem como em "energéticos", são os psicotrópicos menos valorizados como drogas, mas muito consumidos, de modo pouco consciente. A maioria das pessoas não sabe que um ou dois cafés expressos (100 a 200 mg de cafeína), tomados no fim da tarde (por volta das 18h), dificultarão o sono até de madrugada, já que essa dose de cafeína age por oito horas ou mais! Tive pacientes que tomavam mais de quinze cafezinhos por dia. Outros ingeriam latas e latas de refrigerantes de cola "light", latinhas de "energéticos" ou litros de mate gelado no verão e depois pediam soníferos tarja-preta para insônia. Hoje são também observadas overdoses de "energéticos" entre adolescentes, pois há o equivalente a dois bules gigantes de café em poucas latinhas.

Ansiedade diurna, inquietude, tremores, falta de energia em momentos sem cafeína e afins, além da síndrome de abstinência (dores de cabeça e moleza após um a dois dias sem a substância), configuram o chamado cafeinismo. Pior é quando o

TRANSTORNOS DE ANSIEDADE, ESTRESSE E DEPRESSÕES

paciente nem sabe que ingere a substância, pois vários medicamentos para gripe ou dor contêm cafeína – por exemplo, Dorflex, Cafiaspirina, Neosaldina, Doril, Engov e Tandrilax. O simples controle da cafeína pode diminuir muito a insônia, a ansiedade diurna e as suas consequências. Se a pessoa não souber cortar oportunamente essas substâncias negativamente associadas ao TAD, não adiantará só tomar antidepressivo.

Já medicações propagandeadas sobretudo para gripe e congestão nasal podem conter substâncias com ação semelhante à adrenalina (por exemplo, fenilefrina no Naldecon, oximetazolina no Afrin e efedrina no Franol). Sua simples retirada ou substituição costuma resolver parte da insônia e da ansiedade. Já tive pacientes "viciados" em gotas nasais; foi preciso diminuir gota a gota, por semanas a fio, até deixar de usar o remédio.

É preciso também checar "fórmulas" para emagrecer que podem associar um chamativo "princípio natural", como algas, cogumelos ou chás, àquelas siglas estranhas que disfarçam antidepressivos, cafeína e medicamentos para diabetes, hormônios da tireoide e outros.

Já os "suplementos" de academias de ginástica, para supostamente aumentar a força ou "queimar gordura", podem conter princípios ativos tais como anabolizantes, hormônios masculinos e da tireoide ou pseudoefedrina (outra adrenalina "pilhante"), todos com grande potencial para complicar os TADs.

Outros medicamentos prescritos por razões médicas (por exemplo, para reduzir os batimentos cardíacos ou a pressão arterial, para baixar o colesterol, para inflamações) podem igualmente afetar o psiquismo. Por exemplo, tratamentos à base de cortisona (corticoides), por vezes inevitáveis em certas doenças oncológicas e autoimunes, podem resultar em agitação e/ou irritação extrema. Os idosos são particularmente sensíveis a efeitos colaterais psiquiátricos dos vários remédios que podem estar tomando. Conferir e reconferir os medicamentos em uso são atitudes imperativas no cuidado com essa população.

USO E ABUSO DE DROGAS NOS TADS

As drogas de abuso mais consumidas, lícitas e ilícitas, são hoje o álcool, a maconha, o *crack*/cocaína e as drogas sintéticas. Em princípio, um paciente que está se tratando de TAD deve evitar completamente seu uso durante a vigência do tratamento ou por certo tempo, sobretudo no início, pois elas costumam agravar sintomas e momentos de grave angústia e gerar grandes oscilações emocionais (a bêbada chorona e "emotiva"), bem como vivências persecutórias (noias, típicas do *crack*/cocaína). Com a maconha podem ocorrer crises de pânico ou até o desencadeamento de psicoses. Já as drogas sintéticas de balada (*ecstasy*, "bala", "ácido", "docinho"), de composição incerta, são capazes de provocar uma viagem aterrorizadora ou mesmo a internação na UTI, por choque cardíaco. Seu uso constante pode logo comprometer o dia a dia, desabilitando a pessoa e realimentando um TAD. Se nem mesmo uma redução de consumo pesado for possível, deve-se entender e tratar o caso como dependência química, algo fora do foco deste livro.

Em segundo lugar, deve-se evitar o uso dessas drogas porque podem ocorrer interações farmacológicas perigosas com os antidepressivos e outros medicamentos. A fabricação de drogas sintéticas puras e de qualidade, que já são potencialmente perigosas em si, envolve um químico experiente e equipamento (como na série televisiva *Breaking Bad*). As drogas encontradas nas baladas e nas ruas são misturas variáveis de ingredientes "sujos" e restos de outros comprimidos traficados.

Essa é mais uma razão para contraindicar *completamente* seu uso, mesmo que uma única vez. Simplesmente não se sabe o que existe dentro daquela "bala" ou "pedra", nem em que doses. A interação dessas misturas com medicamentos psiquiátricos pode determinar grave desidratação, arritmias cardíacas e outros problemas graves e imprevisíveis.

E o que dizer do álcool e da maconha, que muitos pacientes já usavam habitualmente? Na vivência dos TADs, pode ser ilusoriamente aliviador, nos piores momentos, tomar vodca, vinho ou

TRANSTORNOS DE ANSIEDADE, ESTRESSE E DEPRESSÕES

cerveja. Essa é a pior ocasião para beber, pois o álcool funciona como um agiota frio e insensível, seu melhor "amigo" e seu maior traidor. Esta noite ele lhe fornece cem unidades de "melhor-estar", mas amanhã... você não vai conseguir devolver – e aí serão 103 unidades, depois 107... A escalada de doses só piora as coisas, já que, acima de certa quantidade e frequência, o álcool exponencia de vez a ansiedade e a depressão. Existe mesmo o conceito de alcoolismo secundário a TADs: tratado o transtorno, a pessoa para de beber excessivamente sem dificuldade, não sentindo mais necessidade do álcool como um (pseudo)remédio discreto e de fácil acesso.

Porém, se o paciente usava álcool (e *não* é abuso e dependência), se o caso de TAD é mais leve e apenas certos medicamentos da família dos antidepressivos estão sendo usados, pode-se liberar um brinde aqui, uma latinha de cerveja na praia. Por vezes fará melhor para o paciente saber que não terá constrangimentos na virada do ano, que pode tomar champanhe com todos sem disfarçar com água tônica ou sair pela tangente.

Inversamente, quem aumentou o consumo de álcool justamente por estar mal ou como "companhia" em noites de isolamento deve diminuí-lo significativamente, bebendo pouco e em situações esparsas, escolhidas e pertinentes. Se tiver dúvidas, pergunte ao seu médico o que seria para você um consumo moderado e seguro de álcool durante o tratamento.

Quando se usam os calmantes tarja-preta, a evitação total ou microdoses de álcool é importante. O uso de tarjas-pretas associados ao álcool multiplica de forma imprevisível a tontura e a incoordenação. A história que sempre lembro é daquele senhor à antiga que tomava duas doses medidas de uísque na sua confraria semanal de pôquer, havia mais de 40 anos, e voltava guiando para casa. Tomou seu primeiro remédio tarja-preta num fim de tarde, pois o clínico o achou "estressado"; sentiu-se normal, a dose era baixa. Na volta da confraria, foi parar em uma árvore bem longe do seu trajeto e não se lembra de *absolutamente* nada. Mas estava devagar e não se machucou muito.

A maconha é menos propensa a causar interações com medicamentos usados em TAD, mas deve a princípio ser evitada, sobretudo se deixa a pessoa nervosa e confusa. Mesmo o usuário habitual deve ter cautela. A criminalização atual da maconha não deve ser motivo para o paciente não perguntar abertamente ao médico sobre padrões possíveis de uso.

Tenho vários pacientes com TADs que fumam ocasionalmente sem problemas, ou mantêm um consumo baixo e constante de muitos anos. Como no caso do álcool, vale considerar se o uso não é como o de um pseudorremédio, que no fim das contas acaba fazendo mal; sugiro um uso mínimo e ocasional, um "não aumento" de tragadas e mesmo sua redução ou suspensão temporária. Para alguns, a maconha aumenta claramente a ansiedade e a confusão, e até mesmo desperta paranoias. O uso pesado e crônico também pode determinar uma perda de interesses, produtividade e ambição, tornando a pessoa tipicamente "largadona".

Uma última observação: *nunca* injetem *nada* no corpo, nem usem comprimidos de rua de origem incerta. Em termos de redução de danos e de responsabilidade social, uma droga só pode ser "recreativa" (recreacional) se tiver pureza e dosagem corretas para situações pertinentes e seguras de uso.

AS VERTENTES ORIENTAIS

ACUPUNTURA E A MEDICINA TRADICIONAL CHINESA[15]

A medicina ocidental reconhece hoje os benefícios da acupuntura, um dos pilares da medicina tradicional chinesa (MTC), que a conjuga com o uso de fitoterápicos e certos alimentos, massagens, relaxamentos, meditação, atividades físicas e manipulações corporais. A acupuntura é hoje ministrada sozinha ou como medida adjuvante em diversas condições dolorosas, agudas ou

---

15. Texto escrito em colaboração com Norvan Leite, médico especialista.

TRANSTORNOS DE ANSIEDADE, ESTRESSE E DEPRESSÕES

crônicas, além de casos de ansiedade e outras situações correlacionadas aos TADs. Melhoras significativas são também observadas em casos de asma, "derrames" no cérebro (AVC), náuseas provocadas por tratamentos quimioterápicos, úlceras estomacais, apneia do sono, infertilidade feminina e no tratamento de dependências químicas como o tabaco e a heroína.

Considerada uma medida reequilibradora e holística da saúde geral, é a prática médica que vem sendo continuamente usada há mais tempo pela humanidade; suas origens remontam a cinco mil anos. Sua principal compilação, o *Nan-ching* (*Clássico das dificuldades*), foi escrita por volta do séc. II a.C., o que facilitou a compreensão de seu predecessor, o *Huang-ti Nei-ching* (*O livro do Imperador Amarelo*), compilado pelo imperador e seus seis médicos aproximadamente no ano 2800 a.C.

Com base na filosofia taoista (*tao* = caminho), postula-se a energia vital *chi*, que circula pelo corpo humano a fim de equilibrar suas polaridades *Yin* (feminino, frio, sombra) e *Yang* (masculino, quente, luz) em fluxos harmônicos, ao longo de canais virtuais chamados meridianos. A doença seria a disfunção desses fluxos (excesso, deficiência) e as características desse *chi* em determinado órgão (frio/quente, superficial/profundo, secura/umidade, límpido/turvo).

O importante é acompanhar os movimentos desse *chi* na evolução do paciente, compreender o "processo de adoecimento". A medicina tradicional chinesa advém de milênios de prática e sempre se preocupou em estudar o funcionamento do organismo e a origem das doenças (fisiologia e fisiopatologia).

Na MTC, o processo diagnóstico é bastante peculiar, como uma conversa do tipo "Quem pergunta obtém apenas uma resposta, quem escuta obtém uma história", e se caracteriza também por um exame físico que vai da palpação de pulsos à observação da língua.

Compreendido o "processo de adoecimento", vem o tratamento. Inserem-se agulhas finas, ativando pontos anatômicos específicos, buscando a correção dos distúrbios, reequilibrando o ser à sua conjuntura de vida e reconduzindo-o, assim, ao estado de saúde.

Há mais de mil pontos de acupuntura marcados em complexos atlas anatômicos; a formação de um acupunturista demanda cuidadoso estudo dos diagnósticos das problemáticas individuais e do desequilíbrio de cada paciente, para que sejam escolhidos os pontos a ser estimulados. Em alguns casos, são usados potencializadores como calor (moxabustão), correntes elétricas (eletroacupuntura), *soft laser* ou outras medidas (ventosas, chás, mudanças alimentares).

A fitoterapia chinesa, como é de esperar, é muito antiga; as plantas usadas nos tratamentos muitas vezes se confundem com alimentos. O importante é o fato de serem utilizadas por suas características, ou seja, sua qualidade de *chi*. Quando indicamos plantas como medicamentos, procuramos captar *chi*, de forma que venha a neutralizar os distúrbios existentes; como temos muitas características de *chi* (frio, quente, seco, úmido, profundo, superficial etc.), por vezes utilizamos várias plantas ao mesmo tempo para compor um chá capaz de fornecer o *chi* necessário, da mesma forma que a alimentação variada apresenta uma complexidade capaz de oferecer ao paciente o *chi* necessário para manter o estado de boa saúde.

As práticas físicas chinesas, como toda a MTC, procuram integrar o indivíduo com seu meio (*tai chi chuan, ling kong jing*). Já as massagens, como o *shiatsu*, utilizam os meridianos e pontos de acupuntura.

Para o incrédulo médico ocidental que viu pela TV direto da China, nos anos 1970, partos e cirurgias sem nenhum anestésico, apenas com agulhas finas na pele, a acupuntura pode ainda parecer um mistério. Mesmo que o *chi* e os canais energéticos invisíveis pareçam sempre estranhos aos olhos ocidentais – tanto quanto os chacras da medicina indiana –, é inegável o resultado prático da acupuntura, empiricamente provado.

O pragmatismo médico recomenda: acupuntura é milenarmente realizada, funciona e tem riscos muito baixos com a técnica adequada (agulhas esterilizadas, conhecimento da anatomia etc.). Quando os médicos antigos, de todas as partes do mundo, declararam que "a clínica é soberana", queriam dizer que não importa a teoria que busca explicar a melhora do paciente se os seus resultados são reais e consistentes.

Aceita-se hoje que as agulhas criam fluxos de endorfinas e serotonina, inclusive em lugares do corpo completamente diferentes do ponto de inserção das agulhas. Quando esse ponto específico é atingido, às vezes com um leve giro da agulha, o paciente sente um choquinho, o *Dai-chi*.

A medicina tradicional chinesa caracteriza-se por abordar o indivíduo e sua adaptação à conjuntura atual, que chega muitas vezes trazendo sintomas iguais para causas diferentes ou sintomas diferentes para causas iguais. Assim, determinado distúrbio do *chi* pode provocar cefaleia, hipertensão ou gastrite; por outro lado, a insônia pode ter como causa diferentes distúrbios de *chi*.

Portanto, uma combinação de pontos e/ou plantas é capaz de tratar doenças distintas, assim como uma única doença é capaz de ter combinação de pontos e/ou plantas completamente diferentes. Daí a grande frustração do sonho de tratamento simplista; não existe um ponto bom para determinada doença, e sim uma combinação de pontos para esta doença, neste indivíduo, nestas condições. Ainda assim, há pontos-chave na acupuntura para os TAD – por exemplo, o ponto "intestino grosso 4" em crises de ansiedade, ou o "pericárdio 6" em depressões.

Em suma, os portadores de TADs se beneficiam da integração entre o tratamento ocidental convencional e a medicina tradicional chinesa, como adjuvante geral, sobretudo quando estão presentes condições dolorosas, transtornos psicossomáticos e dependências como a do tabaco e de outras drogas.

HARMONIZAÇÃO CORPO-MENTE: O CAMINHO DA IOGA[16]

A ioga faz parte do legado cultural indiano que remonta há mais de 3 mil anos, partilhando raízes comuns com a religião e a filosofia hinduísta, a medicina ayurvédica, o budismo e técnicas meditativas.

A palavra deriva do termo em sânscrito que significa "união" ou "integração" e diz respeito a um conjunto de práticas que buscam integrar corpo, mente e espírito, almejando como fim último um ideal de transcendência e integração com o todo (*samadhi*), caro não só à ioga, mas também à cultura oriental em geral.

A ioga também está embasada em uma ética com dois objetivos: o relacionamento do indivíduo com o seu entorno (princípios da não violência, da autenticidade na comunicação, da não cobiça, da moderação das ações); e um conjunto de preceitos e atitudes consigo mesmo (pureza, contentamento, entusiasmo, autoestudo e celebração do espiritual). Esse embasamento caracteriza sua prática. Deve-se praticar ioga em um ambiente de calma, concentração, foco, não competição com outros ou consigo mesmo, de respeito aos limites do corpo, evitando o desconforto. O objetivo não é sofrer, e sim relaxar tensões inúteis e fortalecer um conjunto musculoesquelético específico em determinada posição do corpo ou em determinado exercício respiratório.

De modo geral, a prática engloba: a realização de posturas físicas (*ásanas*), em imobilidade ou movimentos lentos; exercícios de controle do fluxo vital (*prana*) por meio da respiração (*pranayamas*); relaxamento; e a busca do aprofundamento do estado meditativo (dividido em fases progressivas de concentração e atenção).

Em todas as etapas da prática, a atitude esperada e estimulada é a concentração plena no que se está fazendo, mantendo a mente no momento presente, nas sensações físicas do corpo, na respiração, por meio de uma constante conversa corpo-mente. Se o

---

16. Texto escrito em colaboração com Daniela Carmona, professora e especialista.

praticante executa uma postura ou um exercício respiratório com a atenção em questões externas, alheias ao momento, não é ioga. Deve-se começar buscando uma postura confortável fisicamente (normalmente sentada). Então, fecha-se os olhos, sem dar atenção a conversas e ruídos, cheiros, temperaturas ou qualquer estímulo externo, procurando concentrar a atenção em um foco, de início o ciclo respiratório. Pratica-se progressivamente a fim de se aproximar sem pressa do ideal quase inatingível do *samadhi*, a integração com o todo, que requer um longo tempo de prática. Mas já é de valia qualquer progresso na tentativa de aquietar os movimentos erráticos da mente e do corpo e as instabilidades emocionais.

Assim como nas técnicas mais tradicionais de meditação, como as budistas, ou naquelas contemporâneas, como a meditação transcendental e *mindfulness*, busca-se na ioga a redução e, idealmente, a "cessação dos turbilhões da consciência", atingindo-se um estado interior de estabilidade, sutil, desperto e de consciência plena. Sensações externas e pensamentos dão lugar a um estado de perfeita impassibilidade e de silêncio da mente, de panparticipação no aqui-agora e no fluxo do presente (Silva, 2009).

Como nos guia sempre o pragmatismo médico, praticar regularmente a ioga, mesmo sem nenhum "orientalismo" ou orientação mística, é uma medida geral muito efetiva nos TADs. Sua eficácia na melhora da saúde é notável, como já mostraram inúmeros estudos nos moldes da ciência ocidental. Além dos benefícios biomecânicos e da junção músculo-nervos-mente, proporcionada por alongamentos, flexões, torções, extensões e posturas de equilíbrio, ocorre também melhor equilíbrio simpático/parassimpático, otimização dos fluxos sanguíneos e linfáticos e efeitos benéficos nos órgãos viscerais por meio de massagens internas sutis. Conectado a tudo isso há as mudanças mentais, que hoje podem ser aferidas por aparatos tecnológicos de neuroimagem em tempo real.

A grande sacada dos antigos iogues é ter percebido que a respiração (e suas implicações) não apenas se constitui de processos físicos, mas também está "intimamente ligada às funções emocionais e mentais. Quando estamos agitados, deprimidos, mal-humorados ou extremamente felizes, os ritmos respiratórios mudam. Tornam-se superficiais, desordenados, ou até [...] paralisados [...]" (Moreno, 2008, p. 2). Por meio dos exercícios de consciência e modulação da respiração (*pranayamas*), o sistema cardiovascular também se autorregula, e a mente tem a possibilidade de não entrar em curto-circuito desesperado – por exemplo, o do medo, que caracteriza o pior da ansiedade nos TADs (a crise de pânico).

Nesses casos, a ioga fornece técnicas respiratórias que podem ser aplicadas pelo psiquiatra para mostrar ao paciente a importância da respiração e de sua consciência e controle nos TADs, sobretudo nos casos mais assemelhados a crises de ansiedade e ataques de pânico. Um exemplo eloquente de como a respiração influencia rápida e diretamente o bem-estar é a experiência de mudança no ritmo respiratório. O psiquiatra incentiva o paciente ansioso a se sentir melhor ao praticar lentamente a respiração abdominal, realizando no máximo 5-6 ciclos respiratórios completos em 30 segundos. Por outro lado, o indivíduo vai ficar agoniado se inspirar e expirar o mais forte possível em apenas um segundo, simulando alguém hiperofegante (não se deve passar de 20 repetições!). Vem logo um mal-estar geral, com tontura e sensação de desfalecimento – mas que logo passa –, semelhante ao que sente o paciente em crise de pânico.

Em ambas essas simplíssimas autoexperiências, o estado da mente muda, minutos depois, ainda que sutilmente.

Agora imagine alguém que acelera o tempo todo a respiração, hiperventilando e, em consequência, desregulando o teor de oxigênio, gás carbônico e ácidos no sangue. A hiperventilação, ainda que leve, faz parte do mal-estar e do círculo vicioso que caracteriza os estados ansiosos. Esse é o paciente que também tensiona os músculos do ombro e do pescoço sob efeito da respiração tensa e da desregulação da adrenalina e dos hormônios do estresse.

Este pode ser qualquer um de nós que circulamos nas grandes cidades, ainda que de forma episódica e atenuada. Em formas mais graves, é o paciente de TAD que vive tenso e travado. TAD ou não, todos podemos nos beneficiar da ioga e das práticas de relaxamento e respiração dela derivadas. A consciência respiratória dada pela prática de ioga ajuda, assim, TADs e "normais", acionando e relaxando músculos corporais e respiratórios de forma harmoniosa e conectando o estado mental ao foco amplo no presente.

Agora imagine milênios de prática dessa combinação de posturas e movimentos do corpo, ritmos respiratórios e foco meditativo e espiritual (sem necessariamente ter nenhuma conotação religiosa). Assim, se bem orientada, os riscos, custos e efeitos adversos da prática de ioga são baixos. Depois de certo treino, esta pode ser feita de maneira autônoma, sem professores (com o auxílio de livros, DVDs, aplicativos ou memorização das sequências de posturas e respirações), desde que se respeite os limites saudáveis de cada um.

Embora haja inúmeras variações e tipos de ioga, a maioria dos estudos como coadjuvante de um tratamento médico convencional aborda as técnicas alinhadas ao chamado *hatha yoga*, que conjuga num clima sereno os movimentos e as posições do corpo (*ásanas*) com modulações respiratórias (*pranayamas*), buscando um foco no momento presente mais profundo, sem flutuações do estado corporal ou mental (meditação). Isso contrasta com a deturpação da ioga usualmente praticada nas academias de ginástica, com música *techno*, luz pulsante, ritmo nervoso e sensual de um "*super-power ioga*" para coxas, glúteos e abdome tanquinho.

Em muitos estudos ocidentais sobre a efetividade da ioga no estresse, na ansiedade e nas depressões, compara-se um grupo de

BRENO SERSON

não praticantes com outro de iniciantes que fazem aulas de uma a três vezes por semana, de 45 a 90 minutos, por um a três meses. Um desses estudos foi realizado em São Paulo (Danucalov *et al.*, 2013), com pessoas que cuidam de familiares com demência de Alzheimer, tarefa tipicamente estressante. Nele, várias escalas que buscam quantificar ansiedade e depressão mostram melhora significativa entre os praticantes, em consonância com a redução do cortisol colhido na saliva pela manhã (medida indireta, porém objetiva do grau de estresse).

Em outro estudo feito na Suécia (Kohn *et al.*, 2013), com mulheres deprimidas praticando uma hora por semana por três meses, estas reduziram a ansiedade, a depressão, a insônia e as queixas de dores, bem como aprofundaram a respiração. Subjetivamente relatou-se uma melhora global do bem-estar, que foi associada ao contato com sentimentos e emoções internas, vivência de serenidade e retomada da autoconfiança, dadas pelas técnicas de aquietação do corpo e da mente e da harmonização respiratória.

A ioga contemporânea adquire a cada dia novas aplicações terapêuticas, sendo utilizado como coadjuvante eficiente, sem contraindicações significativas, em diversos públicos específicos, como pacientes com câncer, portadores de dores crônicas como fibromialgia, pacientes com debilidades locomotoras, grupos de terceira idade, pessoas com patologias crônicas tais como hipertensão, aterosclerose, doenças cardiovasculares e diabetes, crianças, adolescentes, gestantes – públicos para os quais, há poucas décadas, não se imaginava "receitar" essa atividade.

Com relação às pessoas que sofrem de TADs, a ioga tem atuação significativa no que diz respeito ao acesso mental. Para elas, atuar positivamente na mente e nas emoções é deveras difícil, visto que são constantemente invadidas por pensamentos e emoções geradoras de sofrimento, em círculos viciosos nos quais têm a impressão de completa impotência e descontrole. É quase como pedir a uma criança hiperativa para acalmar outra criança hiperativa: é a mente tentando acalmar a si própria. Esse esforço apenas gera mais angústia e aumenta a sensação de "desempoderamento" de si próprio.

A ioga encontra um caminho de acesso à mente muito mais adequado e de fácil compreensão: o corpo e a respiração. As sensações fisiológicas e a respiração são processos concretos e palpáveis, "iscas" para atrair a mente para o aqui-agora, com gentileza, respeito e não julgamento. O praticante é ensinado a respeitar seus limites e aceitar sua condição, sem resistência. Aprende a relaxar o corpo e a respirar livremente; assim, deixa que dores, emoções e movimentos mentais surjam, dissipando-os aos poucos. A mente aprende a se tranquilizar e aos poucos os momentos de quietude e estabilidade tornam-se mais frequentes. A conquista, como ensinou o sábio Patanjali no ano 150 d.C., de "estabilidade e conforto" é real não só para o corpo, mas também para a mente.

A VIA DA MEDITAÇÃO[17]

Como no caso da ioga, a ciência médica ocidental reconhece hoje a utilidade da meditação, já preconizada como medicina complementar e integrativa por instituições de excelência. Pesquisas e práticas estão sendo ativamente conduzidas no mais importante centro oncológico americano, o Sloan Kettering, bem como em Harvard, Oxford, Duke e na Universidade do Arizona. Entre nós, a Unifesp tem sido muito ativa.

Novamente, há evidências científicas consistentes que constatam o aumento das endorfinas, a diminuição dos hormônios do estresse, a melhora de dores e da regulação imunológica, entre outros benefícios da meditação, além de mudanças no próprio funcionamento cerebral.[18]

---

17. Texto escrito em colaboração com Daniela Carmona, professora e especialista.
18. Veja uma importante revisão em Tang *et al.* (2015).

Na perspectiva inversa da hiperprodução de adrenalina e cortisol durante situações de estresse ou perigo, se o cérebro percebe uma situação não ameaçadora, o sistema nervoso simpático (ligado ao neurotransmissor adrenalina) se acalma e entra em equilíbrio com o sistema parassimpático, aquele que favorece a vida "vegetativa": a digestão, o batimento cardíaco e o ritmo respiratório o mais baixo e eficaz possível, a irrigação sanguínea dirigida à função prioritária de manter o equilíbrio neuro-imuno-hormonal, o relaxamento dos músculos não necessários no momento. O principal componente desse sistema dito "parassimpático" é o chamado nervo vago.

A meditação, a ioga e mesmo a acupuntura, além das endorfinas, combatem o estresse e os TADs agindo também por essa via. Como veremos, com novas tecnologias, pode-se estimular diretamente o nervo vago, com o uso de eletrodos implantados na pele. Aplicativos e sistemas de *biofeedback* nos ensinam a otimizar o funcionamento do nervo vago de modo não invasivo, contrabalançando igualmente a hiperativação do sistema dos nervos simpáticos, típica do estresse e fator desencadeante e agravante dos TADs.

Porém, os efeitos da meditação já reconhecidos pela ciência nos moldes ocidentais vão além de equilíbrio simpático/parassimpático e redução do cortisol; implicam ativações, desativações e *resets* complexos de áreas do cérebro. Ainda que estejamos longe de conhecer em profundidade como se dá o efeito global da meditação no sistema nervoso, há inequivocamente um melhor equilíbrio holístico geral. Por meio de aparelhos neurocientíficos sofisticados, pode-se observar durante a meditação mudanças em padrões de cores que correspondem a mudanças de padrão de ativação em áreas cerebrais fundamentais para os TADs.

É difícil descrever o estado meditativo – estado mental alterado por vias naturais que constitui o foco e o objetivo da meditação e pode ser descrito de muitas formas e com diversas metáforas: consciência panorâmica, atenção plena com a cons-

TRANSTORNOS DE ANSIEDADE, ESTRESSE E DEPRESSÕES

ciência do momento presente, observação passiva da passagem dos pensamentos pela mente, abstração de sensações, vontades, intenções e julgamentos.

Como na ioga, há várias modalidades de meditação, as mais consistentes vindas de tradições espirituais da Índia, da China, do Tibete, do Japão, do Nepal... Existem também meditações desenvolvidas pelas três grandes religiões monoteístas: islâmica, cristã e judaica. Há variações ocidentalizadas e laicas validadas e acessíveis ao brasileiro, como a meditação *mindfulness* e a transcendental. Quando bem praticadas, em qualquer modalidade, revelam efeitos benéficos sobre os TADs e várias outras situações da clínica geral.

Após um período de treinamento, é possível:

- adotar uma postura física adequada (se a meditação é estática, a postura em geral é sentada, com pernas cruzadas, mas pode ser numa cadeira com encosto firme; o importante é manter a mente desperta, sem divagações, por isso a coluna na vertical);
- trazer a atenção da mente para um foco escolhido previamente: a respiração, um som repetitivo (mantra), movimentos do corpo em decorrência da respiração, a chama de uma vela, uma figura simbólica religiosa, uma frase curta repetida diversas vezes etc.;
- abster-se dos estímulos externos – luzes, sons do ambiente – e internos – sentidos, pensamentos, desejos e julgamentos;
- permanecer no foco de atenção por um tempo que pode variar de um minuto (iniciação) a 60 minutos (em estágios e técnicas mais avançados), aos poucos atingindo estados mentais cada vez mais tranquilos e estáveis.

A meditação não tem riscos, custa pouquíssimo (para determinadas técnicas, há um custo do aprendizado e treinamento), pode ser feita a qualquer hora, em qualquer lugar. O custo e o risco *versus* benefícios em TADs e outras situações clínicas é bastante satisfatório.

Para quem não consegue praticar a meditação estática, sentado, há técnicas de meditação ativa, que envolvem caminhadas contando passos e respirações (técnica do monge Thich Nhât Han). Medita-se em posturas de ioga, em técnicas com movimentos como o *tai chi chuan*, na arqueria zen; também nas artes que envolvem precisão e contemplação, como a caligrafia japonesa (*sumi-ê*), *ikebana*, pintura, entre outras. São formas de meditação em ação concreta e/ou zen.

A prática da meditação pode se ampliar para cada momento da vida, desde que tenhamos atenção *plena* ao momento presente, como o momento mais verdadeiro em que se pode estar. Poderíamos mesmo dizer que a atitude meditativa no cotidiano, ainda que por instantes, tem a capacidade de conduzir a mente, acostumada a vagar para o passado ou projetar o futuro, para o momento presente, ao mesmo tempo que elimina as tensões físicas e emocionais. É andar com o motor cerebral na rotação e força suficientes para dar conta do agora, relaxando todo o esforço desnecessário. Assim, podemos encarar o passado e o futuro como condições voluntárias de dado momento, e não como capatazes que mandam em nós.

As seguintes frases, atribuídas ao fundador da filosofia taoista Lao-Tsé, sintetizam a relação do *tempo* com os TADs e com a as tradições da meditação:

Se estás deprimido, estás a viver o passado.
Se estás ansioso, estás a viver o futuro.
Se estás em paz, estás a viver o presente.

AS VERTENTES TECNOLÓGICAS

BIOMONITORAMENTO E *BIOFEEDBACK*

Hoje já é possível embutir sensores eletrônicos ditos "vestíveis" – do tamanho de moedas – em uma pulseira, bandana, jaqueta ou nos óculos. Esses sensores convertem sinais biológicos tais como o pulso ou a temperatura da pele em informação útil e a transmitem via rede sem fio, como *Bluetooth*, a qualquer computador, *tablet* ou celular.

Aplicativos facilmente baixados da internet processam os múltiplos dados dos sensores para gerar em tempo real informações compreensíveis. Um exemplo é o "gasto calórico diário", usado para monitorar a regularidade e os progressos de exercícios físicos ao longo de semanas e meses. Trata-se do *biomonitoramento*, no caso do consumo de energia medido a partir dos movimentos do corpo ao longo do dia, captados pelos sensores (como mencionado na subseção "Atividade e exercícios físicos, os melhores remédios do mundo").

Os aplicativos podem também gerar gráficos com as cores vermelha, amarela e verde correspondendo ao grau de relaxamento e ansiedade do usuário e tocar nos fones de ouvido certos sons e ritmos que espelham o estado de estresse avaliados pelas cores. Enfim, dá-se um *feedback* para o próprio corpo, mudando o padrão dos sons e das cores por meio de meditação, imaginação de cenas ou respirações profundas. Assim, além do monitoramento, passamos a ter um aparato de *biofeedback*.

Se monitoramentos e *biofeedbacks* tecnológicos forem de fato capazes de induzir os pacientes a melhorar a saúde, com baixo custo e risco, passam a constituir uma medida médica válida; acredito que tenham um futuro promissor na psiquiatria. Na medicina em geral já são empregados em diversos tratamentos, como enxaquecas, reabilitação após lesões, derrames e acidentes, incontinências, asma e dor crônica. Nesses tratamentos são monitorados ritmos respiratórios, oxigenação do sangue, batimentos cardíacos, temperatura, condutividade elétrica da pele, grau de sudorese, contratura muscular de regiões específicas, posturas da coluna, além de outros parâmetros do corpo. Os pulsos elétricos do coração (eletrocardiograma) podem ser também registrados por "moedinhas" coladas ao peito, e as ondas elétricas cerebrais (eletroencefalograma), captadas por tiaras ou capacetes, com transmissão de dados por redes sem fio.

Até a virada do milênio, isso era feito em laboratório, com um computador de mesa, com fios e terminais colados ao corpo. Em terapias de *biofeedback* para tratar a ansiedade, o terapeuta ficava ao lado do equipamento, traduzindo os dados técnicos dos monitores ao paciente e empregando técnicas de relaxamento, respiração e visualizações ("Veja, suas ondas cerebrais acalmam quando você respira lenta e profundamente"). Eram feitas várias sessões até que a pessoa não precisasse mais dos aparelhos para identificar seu estado estressado ou relaxado e conseguisse harmonizar-se rapidamente e por conta própria. Hoje tudo isso e muito mais pode aparecer no celular como informação acessível sobre o seu estado corporal e mental, em tempo real. Bastam óculos, relógios, tênis, jaquetas e outros tipos de informática vestível para praticarmos sozinhos um *biofeedback* complexo, até mesmo enquanto caminhamos ou corremos. Os dados podem também ser repassados a médicos e outros profissionais por redes sem fio a fim de monitorar continuamente parâmetros de saúde, como hoje se faz com um exame de 24 horas de registro contínuo do coração por eletrocardiograma.

Quanto ao futuro do *biofeedback* complexo, especulo que muitos vão adorar "jogar contra a máquina" e até viciar-se nisso, concorrendo consigo mesmo e com outros em *biogames* e *rankings* ou mesmo compondo música usando ritmos mentais. Música? Sim, a tiara Muse[19] faz registros de eletroencefalograma que são passados por *Bluetooth* para o seu celular; um aplicativo especial devolve sons de vento calmos ou agitados por meio dos fones de ouvido, segundo seu estado de concentração, tranquilidade e foco mental, enquanto você procura meditar e obter estados de bem-estar (grosso modo, entrar num ritmo de ondas cerebrais alfa). Nesse sentido, o Muse é um assistente de medita-

---

19. Veja em: <www.choosemuse.com>. Acesso em: 30 out. 2015.

ção e relaxamento usando *neurofeedback*, mas pode ajudar a compor um fundo musical de ventos cantantes.

Padrões de funcionamento mais complexos ligados ao bem-estar e a estados mentais relaxados, tais como a "coerência de variação do ritmo cardíaco" em oposição a estados de variação caótica desse ritmo, têm sido estudados. Não por acaso, esses estados de "coerência" corpo-mente podem ser obtidos sem nenhum aparelho, apenas com práticas iogues e meditativas que estudamos nos capítulos anteriores. Um iogue ou meditador experimentado logo seria campeão em "maratona de coerência cardíaca" se isso fosse um jogo *on-line*!

FIGURA 9. Ritmo cardíaco em estado de caos e coerência.

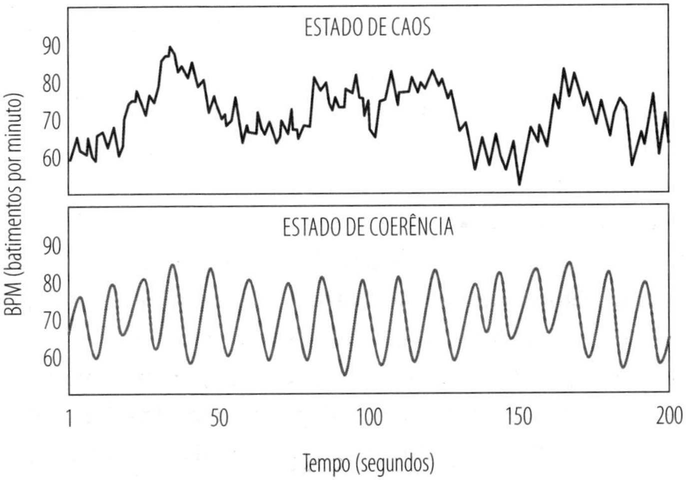

FONTE: SERVAN-SCHREIBER (2004), ADAPTADO PELO AUTOR.

REPROGRAMAÇÃO DO MOVIMENTO DOS OLHOS (EMDR)

Muitos indivíduos submetidos a traumas graves podem desenvolver transtorno do estresse pós-traumático (TEPT), que é parente de primeiro grau da família dos TADs. No TEPT, fica-se refém das lembranças do trauma que aconteceu, seja um assalto violento, um acidente de carro, tortura, estupro ou outro incidente extremo.

Parte das pessoas fica muito mal após tais traumas, mas depois melhora e até esquece o que ocorreu. Outras passam anos doentes, como nas neuroses de guerra. São situações-limite de pressão, estresse e conflitos reais, psicológicos e humanos que podem fazer que o cérebro caia em *loop*, isto é, funcione repetindo sem cessar um padrão de reação, como que "travado no modo medo" até o fim da vida. Algum grau de rememoração após um trauma é saudável e desejável, como elaboração para conseguir superá-lo e processá-lo. A questão é quando se cai, sem nunca melhorar, em um *loop* incontrolável.

Na síndrome do estresse pós-traumático, a pessoa vive apavorada com a possibilidade de rememoração incontrolável ou repetição do trauma. Tem pesadelos e devaneios de horror com as cenas, pensa culposamente em desfechos alternativos, entra em graves crises de ansiedades e pode chegar à depressão franca. É, assim, uma situação aparentada com um TAD – que pode inclusive ocorrer junto e se fundir com ele.

A reprogramação do movimento dos olhos (EMDR, do nome em inglês) é uma técnica de terapia de reorganização de memórias traumáticas surgida nos anos 1980 e inicialmente testada após crimes violentos, combates armados e afins. Percebeu-se que casos menos graves, como acidentes, agressões ou grandes baques da vida amorosa ou social, podem também se beneficiar desse tratamento complementar à psicoterapia e a medicação.

A base do EMDR vem das neurociências, no elo entre memória, concentração, emoções e medo. Não à toa, uma das analogias para explicar esse procedimento é meio informática: abaixa-se a sensibilidade emocional para as memórias traumáticas e reprograma-se o cérebro para "entendê-las" como sonhos e, portanto, "esquecê-las" também como sonhos. Fundamenta-se ainda na reprogramação das conexões entre os dois hemisférios cerebrais e suas diferentes regiões de memória factual e emocional.

Para obter esses efeitos, o que corresponde a minimizar o estresse pós-traumático, a ansiedade e outras vivências ligadas a medo e fobias, são conduzidas por volta de dez sessões de 60-90 minutos cada, nas quais o paciente se recorda das circunstâncias traumáticas *ao mesmo tempo* que segue com os olhos os movimentos das mãos do terapeuta ou luzinhas coloridas que vão de cá para lá. Os olhos, seguindo essas pistas visuais, descrevem movimentos muito semelhantes àqueles que descrevem no sono, mesmo sob as pálpebras, quando estamos sonhando, no chamado sono REM (*rapid eye movement*). Este vem acompanhado de um aumento do metabolismo em geral e de imobilidade do corpo, ainda que no sonho a pessoa possa estar lutando. Tudo isso corresponde a um padrão complexo de ativação de regiões cerebrais específicas do sonhar e do sentido da visão, associado também a um registro de memória que tipicamente se autodestrói quando mal começamos a acordar.

Acredita-se que o EMDR aja nesse elo sonho/visão/memória esquecida. Embora a técnica se embase em estudos neurocientíficos, ainda assim parece estranho que possa funcionar, como funcionou em algum grau a ideia de tratar traumas da Primeira Guerra Mundial a partir dos sonhos dos pacientes, aplicada por Freud e seus discípulos no início do século XX.

Mais que uma técnica experimental em teste, a EMDR já está sendo usada na prática, inclusive como medida integrada no tratamento dos TADs e em outras condições psiquiátricas. Ela deve ter desdobramentos e novos usos no futuro, pois descobriu-se que o seu efeito pode ser obtido também por sons alternados em fones de ouvido, por estímulos físicos em partes do corpo e até pela associação de múltiplos estímulos de forma coerente. Não parece fantasioso conceber seu uso graças à informática vestível.

NEUROMODULAÇÃO ELETROMAGNÉTICA

Para entender como funcionam as técnicas de neuromodulação eletromagnética, é preciso lembrar o conceito de indução eletromagnética, formulado por James Faraday em 1831. Uma forte corrente elétrica cria um campo magnético ao seu redor, como um ímã. Da mesma forma, um forte campo magnético cria correntes elétricas na sua presença.

Imagine agora um paciente com depressão ou outros TADs com a cabeça colocada sob uma peça metálica em forma de "8" ou capacete, onde se cria um fortíssimo campo magnético, indolor e invisível. O campo magnético, aplicado repetidas vezes em sessões de 20 a 40 minutos, por duas a quatro semanas (estimulação magnética transcraniana repetitiva), acaba por produzir, por indução eletromagnética, algo como minieletrochoques em regiões específicas e pré-visadas no cérebro; há aparelhos potentes que estimulam regiões cerebrais mais profundas. Supõe-se que ocorram *resets* do cérebro, ou uma reprogramação de circuitos interconectados após a estimulação eletromagnética repetida; pode haver ainda um aumento de liberação local de neurotransmissores ou até mudanças mais estruturais.

Embora não se conheçam os detalhes finos dos mecanismos de ação da neuromodulação eletromagnética, os estudos já realizados mostram um efeito real sobre TADs e outros transtornos neurológicos e psiquiátricos, aumentando ou diminuindo a ativação de regiões cerebrais definidas – por exemplo, a estimulação de uma região do lado esquerdo no alto da cabeça é usada no tratamento de depressões.

Técnica recente do ponto de vista médico, experimentada a partir de década de 1980, a via "magnética" é promissora. Não se sente o magnetismo, e, quando há efeito colateral, é uma leve dor de cabeça ou irritação local após a aplicação. Por isso, é menos problemática que o tratamento com choques elétricos fortes na cabeça, o eletrochoque (ECT), que infelizmente tem o estigma da antiga psiquiatria, com suas internações sem volta e usado em punições e pseudotratamentos sádicos, como instrumento de tortura ou "lavagem cerebral". Hoje aplicado com anestesia completa e sem provocar convulsão corporal, o ECT ainda é útil em casos graves – último recurso heroico, quando tudo mais não funcionou, ou a pessoa está em "catatonia", travada a ponto de não conseguir comer ou locomover-se. É utilizado ainda no caso de gestantes em grau extremo de depressão. Nos TADs, o uso do ECT é incomum.

Outras técnicas eletromagnéticas envolvem a aplicação de baixas cargas de corrente elétrica contínua ou alternada, como por meio de uma bandana com terminais metálicos, ligada a um aparelho do tamanho de um celular grande, com uma bateria de 9 volts, ou seja, uma tecnologia prática e barata. Pesquisa-se também a magnetoconvulsoterapia como alternativa ao ECT.

Ainda é cedo para avaliar o papel que as novas técnicas de modulação eletromagnéticas terão no tratamento dos TADs, pois só em anos recentes estas foram aprovadas para uso clínico por agências regulatórias da saúde (como a Anvisa brasileira, o FDA americano e o seu congênere europeu, o EMA). Os aparelhos de aplicação começam a baratear e tornam-se mais seguros, deixando de apresentar risco de convulsões do tipo epilética, enquanto os protocolos de aplicação são aperfeiçoados e novas indicações, investigadas. O uso combinado de técnicas de modulação eletromagnética com medicação e psicoterapia mostra ter efeito sinérgico, podendo ser utilizado no futuro como um instrumento de saúde pública, com aplicação em larga escala em ambulatórios médicos, com acompanhamento de psiquiatras, enfermeiros e técnicos.

OUTROS RECURSOS E PERSPECTIVAS FUTURAS

Há décadas temos pacientes que usam marca-passos com fios no peito e baterias embaixo da pele, recuperando a função do coração. Como contraindicação, só não podem ficar sem carga na bateria nem passar pelos arcos de segurança dos aeroportos! Hoje, usando eletrodos implantados sob a pele (técnicas minimamente invasivas), ou mesmo no cérebro (técnicas invasivas), podemos programar séries coerentes de sinais elétricos, modulando e regulando nervos e regiões cerebrais. Essas são novas possibilidades tecnomédicas já em uso em medicina geral (incontinência urinária, tratamento de dor), neurologia (doença de Parkinson, epilepsia) e psiquiatria (TOC, depressões).

Assim, além das técnicas não invasivas, como a de neuromodulação eletromagnética, dispomos da neuromodulação minimamente invasiva, tal como a estimulação cerebral profunda através de eletrodos, os implantes no córtex motor e as estimulações elétricas diretas nos nervos, como a modulação do nervo vago. Essa técnica age estimulando o sistema parassimpático, que contrabalança a resposta ("simpática") de estresse. Ela tem mostrado bons resultados nos sintomas ansiosos e pode ser mais um recurso no arsenal terapêutico do psiquiatra.

Outros campos promissores estão na neurocirurgia não invasiva, como a radiocirurgia, que tem sido testada em TOC gravíssimo. Nela, feixes de radiação são dirigidos a áreas cerebrais específicas, atuando como um bisturi profundo (*gamma knife*), sem cortes cirúrgicos nem furos na cabeça, agindo em regiões localizadas por mapeamento cerebral. Podemos mesmo imaginar múltiplos usos futuros, em diversas áreas da medicina, da aplicação de estímulos profundos, invasivos ou não, em microrregiões localizadas com precisão micrométrica no corpo do paciente por técnicas 3-D e 4-D de imagens nítidas em tempo real. É possível também que, nos próximos cinco ou dez anos, haja exames ainda inéditos na psiquiatria, como aqueles para escolher os medicamentos e suas doses com base em análises de sangue, estudando o perfil dos genes do paciente e/ou medindo a eficiência de suas enzimas metabolizadoras de medicamentos, que varia muito de pessoa a pessoa.

Medicamentos continuam a ser descobertos; já estão sendo usados fármacos injetáveis que aparentam melhorar a depressão em minutos (quetamina) e extratos de plantas africanas que em poucas doses eliminam dependências químicas (ibogaína). Pesquisa-se o uso da ayahuasca (chá do Santo Daime) em depressões e retomam-se pesquisas com substâncias assemelhadas, como LSD. Outros medicamentos em pesquisa atuam em sistemas de neurotransmissores, neuro-hormônios e neuromoduladores sobre os quais não agíamos até agora (glutamato, amantadina, fatores de crescimento de neurônios e outros).

FÉ OU RAZÃO AJUDAM NOS TADS?

ESPIRITUALIDADE, RELIGIOSIDADE E FÉ

Sempre pergunto delicadamente aos pacientes se eles professam algum tipo de fé ou espiritualidade. Quando a resposta é "Não, doutor... não acredito em nada", ou "Meu mundo é Darwin, Freud, Marx..." ou "O mercado", mudo imediatamente de assunto. Porém, para as pessoas que cultivam a religiosidade ou a espiritualidade – que se constitua em busca de paz, alívio e consolação sem necessariamente apoio em alguma igreja –, esse é um caminho que a medicina, mesmo com seu caráter leigo, pragmaticamente pode e deve incentivar.

Como no efeito placebo e *pharmakon*, a fé e a espiritualidade influenciam a saúde, para alguns de forma poderosa. Em psiquiatria, tanto quanto em qualquer outra área médica em que a vida psíquica é relevante, repito, acreditar na possibilidade de restabelecimento pode de fato ajudar a levar à cura; fé e espiritualidade de fato têm uma contribuição a dar.

No mínimo, a busca de serenidade implícita nas experiências espiritualizadas ou religiosas colabora para o indivíduo alcançar o mesmo equilíbrio objetivado no tratamento dos TADs. Só não devemos aceitar que o paciente vá tomar uma "benção" ou "passe" no lugar do remédio – o que nenhum religioso chegou a me recomendar.

Àqueles que relatam paz, serenidade, consolação e alívio na intimidade com um poder superior e/ou no ambiente do templo, ao recitar um mantra budista, na oração católica ou ajudando os outros em um centro espírita, por que não reforçar a prática de tal religiosidade ou espiritualidade como medida geral relevante?[20]

Pessoas religiosas podem ser mais resilientes e atravessar melhor graves crises, como mostram alguns estudos. No entanto, acredito que o psiquiatra, independentemente de sua fé, deva se abster de tentar "criar" religiosidade, ainda que esta favoreça a saúde e a longevidade. Eticamente, acredito ser possível aceitá-la e incentivá-la na medida adequada, sem validar o que a medicina não valida, de "milagres" de TV e misticismos tolos a pseudociência (cientologia, criacionismo) e charlatanices óbvias.

Nos TADs, por vezes ajuda quando a família religiosa "arrasta" o paciente para um passe, uma oração, uma celebração religiosa ou mesmo para dialogar com um religioso ou comungar, ainda que, para o incrédulo, o efeito real possa ser entendido como um bom "contágio psíquico" advindo do *feedback* do ambiente e dos familiares crentes. Não importa; em uma depressão mais grave, ter simplesmente saído de casa para fazer algo espiritual a fim de melhorar pode já ser terapêutico, dando alento e esperança, inclusive para seguir com o tratamento.

É comum que pacientes graves hospitalizados recebam a visita de um religioso. Como médico, tive experiências de bom diálogo com padres, rabinos e pastores que já eram ou não importantes para o paciente. Minha lembrança de alguns casos particulares é de sinergia e reforço à conduta médica, sobretudo com pacientes mais idosos e crentes.

Se existem religiosidade e espiritualidade prévia de fé verdadeira, se fortalece o sentido a ser dado à vida, oferecendo assim um apaziguamento a dúvidas existenciais e a aceitação da morte. Entre fiéis, cria-se um sentimento de pertencimento a uma comunidade de iguais, com rituais religiosos coletivos

---

20. Sobre isso, consulte Neto (2005, p. 155-73).

TRANSTORNOS DE ANSIEDADE, ESTRESSE E DEPRESSÕES

(comunhão, bênção, oração), vividos como um "TOC do bem". Sabe-se que tudo isso pode resultar em melhora adicional nos TADs.

Como me disse Felipe Lessa (em comunicação pessoal), "a espiritualidade é considerada por Foucault um cuidado de si, independentemente do tipo de fé que seja cultivada, desde que eticamente respeite a saúde, o bem-estar e a construção da vida de cada um". No limite, podemos considerar a vida psíquica individual uma vida espiritual por si, com seus mistérios, crenças, convicções, imagens, pensamentos, lógicas e sentidos dados à vida...

Por fim, não devemos esquecer que a religião também pode gerar culpas desnecessárias, dependência de líderes questionáveis, dogmatismos, inibições do livre pensar e individuar-se, inibições sexuais, sociais e existenciais – o tal "ópio do povo" de que falava Marx. O extremismo religioso já fez e continua a fazer mal a muita gente. Mais uma vez, na interface religião/espiritualidade e psiquiatria, deve imperar o bom senso.

O LEGADO DA FILOSOFIA OCIDENTAL E A "FILOSOFIA CLÍNICA"

Não sendo um homem de fé, mas apenas "levemente" ateu ou agnóstico, não consegui acreditar em uma vida mais protegida por meio das religiões ou de Deus. Nem mesmo em vida após a morte, fosse ela bem ou mal-aventurada. Não consegui ter nenhum Pai Celeste protetor a quem eu pudesse dirigir súplicas e orações nos piores momentos, tampouco símbolos sagrados, cruzes, luas, estrelas ou livros que pudesse louvar e assim me afastar do mal. Também não me tornei budista nem radical seguidor de algo ou alguém. Mas encontrei reconhecimento e, assim, alguma serenidade para minhas piores angústias no legado da filosofia ocidental, como tantas outras pessoas que, ao longo das épocas, foram atraídas (*philia*) pelo conhecimento, pela sabedoria (*sóphia*) e pelo raciocinar (*lógos*). Com os filósofos, já não me sentia mais um Robinson Crusoé isolado no vasto desconhecimento de mim e dos outros, sozinho com o meu próprio pensar.

Além dos praticantes da lógica e dos teóricos da ciência (como Aristóteles, Claude Bernard ou Charles Peirce), que muito me ajudaram a ser médico e psiquiatra, aprendi um pouco sobre a vida "real" em companhia de outros filósofos, aqueles que refletiram sobre nossa condição de meros mortais – ao sabor de prazeres e dores, desejos e frustrações, da total incerteza do devir. Aprendi sobre o que pode haver em comum nas ansiedades e depressões de todos nós, na nossa comum vivência como seres efêmeros, falíveis, sensíveis, frágeis e passageiros.

No diálogo com a tradição filosófica, eu já não era mais nem impotente por completo, condenado ao Destino, nem onipotente e triunfante no meu livre-arbítrio; já não tinha todas as certezas nem todas as dúvidas, graças aos filósofos ditos "céticos". E ainda era inteiramente responsável pelo meu modo de passar minha temporada aqui na Terra, graças ao que li nos filósofos chamados "existencialistas".

E, depois da vida aqui na Terra, *well*, o nada. Oxalá, *post mortem*, a fantasia se torna realidade e eu desfrute enfim da companhia dos filósofos e pensadores que Dante Alighieri colocou por volta do ano 1300 no limbo do seu Inferno – plácidos, sem esperanças, vivendo em um nobre castelo a irradiar uma suave luz esverdeada, cercado de sete muros, mas com sete portas, a dialogar filosoficamente pelas eternidades (*Inferno*, canto 4).

Além da fantasia, eu, nascido em 1961, encontrei na leitura de autores gregos e romanos – vários deles citados por Dante 700 anos atrás na sua *Comédia* – reconfortantes ponderações sobre o viver humano e a vida em sociedade. São sobretudo os filósofos que se ocuparam dos *caminhos* e *sentidos* a ser dados à vida, sem uma resignação *a priori* a um Deus ou a deuses das religiões. Que refletiram sobre como é melhor viver, como lidar com o prazer e a dor, o tédio e a euforia, com os fatos reais, os trabalhos e os dias, com a finitude do apogeu, logo seu tempo de conquista e perda, bem como a incerteza constante do futuro. São as angústias humanas básicas, ao lado do fascinante tema da morte – questões que não caducam enquanto houver humanos. Tudo que ver com os TADs.

Outros filósofos igualmente não religiosos e "humanistas", mais de dois mil anos depois, isto é, em meados do século XX, refletiram sobre a *existência* na qualidade de autonomia e condenação de todos nós, humanos, à liberdade. Liberdade e responsabilidade conosco e com todos, inclusive de poder chegar aos confins da mais abjeta servidão, à banalização do mal e à destruição total do planeta. Respirando a fumaça negra de duas guerras mundiais e de totalitarismos nazifascistas, estalinistas e outros, esses filósofos ditos da "existência" falaram da escolha de caminhos e projetos, do que pode ser uma vida humana, do que pode ser uma trajetória ética da nossa passagem pela Terra.

Com base nessas tradições, eu ia refletindo: qual é o melhor jeito de "ser no mundo", de "estar aí" por no máximo 80 a 90 meros anos, em meio a uma indiferença cósmica de nosso nascer, existir, envelhecer e morrer, sem Deus nem outras vidas e reencarnações? Que escolhas de vida fazer? O que é ou o que seria a vida bem vivida?

A origem das tradições filosóficas que me deram algumas respostas situa-se entre os gregos antigos, não por acaso na mesma época em que se consolidam os legados da ioga e da medicina tradicional chinesa. Por volta de 500 a.C., esses gregos deixaram de candidamente aceitar apenas a explicação religiosa, o Destino, o "escrito nas estrelas", recusaram-se a temer prognósticos e julgamentos dos deuses olímpicos. Estes seriam percebidos no voo das aves e interpretados nas profecias dos oráculos.

De modo inédito, tentaram entender o que é próprio do humano por meio da razão (*lógos*), do poder do pensar racional e da linguagem/lógica capazes de nos convencer com a boa argumentação, criando então a arte da retórica. Com todas as dificuldades, pois o humano é sempre falível, emotivo, seduzível, ilusionável, enganável, cheio de desejos.

Usando a razão e a argumentação, esses gregos se indagavam, por exemplo, sobre o que seria o belo, o bom, o justo, o harmonioso e a felicidade, o bem viver (e morrer), o suportar, desfrutar e fruir valente da própria vida, *the right thing to do*. Qual é o empenho e a possibilidade de defrontar-se consigo mesmo, de exercer a fundo o famoso mote de Sócrates (469-399 a.C.), "conhece-te a ti mesmo"? Que proporção de prazeres, cuidados, riquezas, afazeres, repousos, manutenções, rememorações, planos e sonhares é desejável para viver bem? Dos meus diálogos com essa tradição filosófica focada na condição humana, fui descobrindo que, para alguns pacientes, tanto quanto para mim, a filosofia poderia constituir uma medida geral de tratamento, ao menos uma tentativa não religiosa de responder a certas angústias e incertezas humanas.

Ora, por que não imaginar uma utilidade clínica da filosofia ocidental nos TADs, usando-a como medida geral tanto quanto a espiritualidade ou a filosofia e as práticas legadas das tradições orientais (como o budismo zen), ainda que por caminhos muito diferentes e mesmo opostos? Surpreso, vi surgirem na virada do século propostas e práticas de uma "filosofia clínica", tipo de aconselhamento existencial praticado como se fosse uma terapia psicológica.[21]

Com prazer, vi nascerem livros e debates sobre o legado milenar da tradição filosófica ocidental, agora orientados para o bem viver do homem contemporâneo. São títulos como *Mais Platão, menos Prozac* (Marinoff, 2005) e *Vitaminas filosóficas* (Roos, 2005). Já *Uma breve história da filosofia* (Warburton, 2012) é uma introdução acessível ao panorama filosófico ocidental, focando inclusive em vários dos temas e filósofos que menciono neste livro.

Esse viés da filosofia quer pensar o papel dos prazeres e da resiliência à dor que pode ser contida na vivência humana.

---

21. Veja Tripicchio e Tripicchio (2000).

Quanto esta deve refletir a possibilidade de viver entre o que foi *dado* (tempo, lugar, família, genética) e o que se *quer fazer* (projeto existencial, do desejo, do equilíbrio de vida), buscando-se o desfrute harmonioso do tempo, dos apetites, necessidades, contemplações, sonhos, reflexões, ações? Ora, isso não é proporcionado nem por medicamentos nem por psicoterapia psicológica convencional, mas tem grande relação com os TADs.

Da famosa *Carta a Meneceu*, dita "sobre a felicidade", enviada por Epicuro da ilha de Samos, na Grécia, por volta de 2.300 anos atrás, a livros recentes como *Aprendendo a viver*, de Luc Ferry (2005) ou *O desejo de status* e *As consolações da Filosofia*, de Alain de Botton (2013; 2014), o legado dessa vertente da filosofia ocidental toca diretamente temas relacionados à depressão e à ansiedade – vivências interiores que em algum grau são sempre próprias da condição humana e ganham nova complexidade na vida contemporânea.

Os gregos também já se debruçavam sobre temas como o morrer e o pós-morte, questões sobre quanto devemos nos responsabilizar para moldar nossa vida e quanto ela seria pré-moldada por astros, fatalidades e oráculos; afinal, nasci bonito ou feio, com dons e pontos de fraqueza, saudável e doente em algum grau, nesta época e não em outra. São temas de ética e pragmatismo do viver.

Como enfrentar tudo isso? O ideal dos gregos é a prudência ou temperança (*sofrósyné*), equilíbrio e meio-termo que harmoniza essas tendências patológicas (de *páthos*, paixão, afecção) – por exemplo, entre os extremos do medo covarde e da ousadia temerária que derrotam o homem. A prudência, na qualidade de equilíbrio, nesse aspecto, é o que pragmaticamente tende a dar bons resultados nos conflitos. Isso é simbolizado pelos resultados das perspicazes ações de Ulisses, dito "o prudente", na *Odisseia* de Homero (compilada em livro por volta do ano 700 a.C.), que depois de muitos anos consegue voltar da guerra de Troia para sua casa e para a sua amada, Penélope, graças à sua *sofrósyné*.

Também entre os gregos surge o diálogo entre a medicina e a filosofia, por exemplo, no diagnóstico enquanto lógica médica, ou na retórica entendida como medicina da alma (veja a citação de Platão que abre este livro). Compreende-se o bem viver na qualidade de equilíbrio e moderação mútua das paixões do corpo e da alma. Na época, o médico buscava harmonizar os quatro humores humanos (sangue, linfa, bile amarela e bile negra) nos respectivos tipos humanos – o sanguíneo, o fleumático, o colérico e o melancólico.

Hipócrates (2002, p. 43) aproxima a atitude do médico da do filósofo:

> [...] Não há nenhuma diferença entre a filosofia e a medicina; tudo o que a primeira tem, na segunda se encontra; altruísmo, reserva, pudor, modéstia, opinião, discernimento, tranquilidade, firmeza nos debates, decência, gravidade, conhecimento do que é útil e necessário à vida, rejeição de qualquer imoralidade, ausência de superstições, superioridade divina.

Hipócrates e sua escola médica situada na ilha de Cós, a partir do ano de 300 a.C., desenvolveram as bases da medicina como a praticamos no Ocidente até hoje, afastando-a, enfim, da superstição e da religião e incorporando as noções gregas tradicionais de equilíbrio e prudência à lógica do raciocínio clínico.[22] Na mesma época, em Atenas, Sócrates, também questionando a vontade suprema dos deuses e as ideias prontas e não criticadas, convidava qualquer cidadão na rua a refletir com a razão sobre seus conceitos e ações.

Sócrates, o "Cristo pagão", representa bem toda essa época em que se criou a democracia grega entre a elite ateniense; bebeu o veneno que lhe foi dado pelo tribunal, por "impiedade aos deuses e corrupção de jovens". É a própria tragédia grega, pois logo de-

---

22. Confira os textos originais em Hipócrates (2002) – por exemplo, "Como formular um bom diagnóstico" (p. 126-33).

pois a cidade de Atenas, arrependida, puniu os tribunos, ergueu diversas estátuas de Sócrates e lhe prestou homenagens (como descreve Diogenes Laertius no século III).[23]

Os autores dessa Antiguidade que julgo mais relevantes, cuja simples leitura pode ser uma medida geral "filosófica" para os TADs, são classificados como *epicuristas* e *estoicos*, representados neste livro pelas figuras do grego Epicuro (341-271 a.c.), que franqueou seu belo jardim filosófico e coletivo em Atenas a mulheres, estrangeiros e escravos, e por Sêneca (4 a.C.-65 d.C.), riquíssimo e invejado romano que foi tutor do incendiário imperador Nero e suicidou-se resignadamente por ordem deste.

Voltando à fantasia da *Divina Comédia*: Dante retratou Sêneca, "o moralista", como um pagão ilustre que habitava o nobre castelo dos meus sonhos, enquanto Epicuro foi condenado a arder em tumba aberta, no sexto círculo do Inferno, pela horrível heresia de professar a "doutrina da morte da alma junto com a do corpo" (*Inferno*, canto X). No poema original: "l'anima col corpo morta fanno". O "fanno" é, em português, "fenece".

Dizia Epicuro[24]: "Os quatro remédios (*tetrapharmakon*, ou medicação quádrupla) devem estar sempre à mão:

Da divindade não precisamos ter medo. (Os deuses são indiferentes a nós.)

Não há dor na morte. (Que é insensibilidade, e esta é nada para nós.)

O bom é fácil de realizar. (A ausência da dor e o prazer são possíveis até certo limite.)

O ruim é fácil de suportar." (Mesmo na doença a dor tem limite.)

Epicuro buscava como ideal também atingir a "imperturbabilidade da alma" (*ataraxia*), já que, afinal, não há o que temer na

---

23. Veja Laertius (2008, p. 58).
24. Roos, 2005, p. 90; Quartim de Moraes, 2015, p. 69.

morte, sendo a prudência adequada e a temperança a chave da boa vida; os prazeres devem ter legitimidade enquanto são moderados e equilibrados.

Na *Carta a Meneceu* sobre a felicidade (há várias traduções na internet), Epicuro diz:

> [...] a arte de viver bem e a arte de morrer bem são uma só.
>
> Lembra-te que o futuro nem é nosso, nem completamente não nosso, de modo que nem podemos contar que virá com certeza nem podemos abandonar a esperança nele com a certeza de que não virá.
>
> Tens de considerar que alguns desejos são naturais e outros vãos. Dos naturais, alguns são necessários para a felicidade, alguns para o bem-estar do corpo, alguns para a própria vida. O homem que tem conhecimento perfeito disto saberá como fazer suas escolhas e rejeições tenderem para ganhar saúde do corpo e paz de espírito [...].
>
> Encaro a autossuficiência (*autarkia*) como um grande bem, não para que possamos desfrutar apenas de poucas coisas, mas para que, se não tivermos muitas, possamo-nos satisfazer com as poucas.
>
> [...] o bem inicial e principal é a prudência... todas as virtudes nascem dela, que nos ensina que não é possível viver agradavelmente sem ao mesmo tempo viver prudentemente, nobremente e justamente, nem viver prudentemente, nobremente e justamente sem viver agradavelmente [...].

Já Sêneca (4 a.C.-65 d.C.) é considerado um filósofo estoico, embora sempre mencione os epicuristas que o precederam. Ele conviveu com a mais alta elite do maior império então conhecido, Roma, com a Calígula e Messalina. Refletiu sobre o poder, a fama, a traição, o degredo, a amizade, a inconstância das massas, a má interpretação pró-volúpia sofrida pela noção de prazer de Epicuro, entre outros temas.

Sua postura requer impassibilidade e uma visão serena dos altos e baixos da vida, um amor ao que esteja acontecendo aqui e agora (o amor aos fatos), e conta mesmo com o suicídio como possibilidade. Um dos textos mais representativos de

Sêneca são as chamadas *Cartas a Lucílio* (facilmente encontráveis na internet):

> Sêneca: O quê? Ignoras que morrer é um dos deveres da vida? (Sêneca, 2002, p. 98)
>
> A felicidade consiste em uma alma livre, elevada, intrépida, constante, inacessível tanto ao medo quanto à cobiça, para quem o único bem é a dignidade e a beleza moral, e o único mal é o aviltamento, e tudo mais um aglomerado de coisas sem valor, que não tiram nem acrescentam nada à felicidade, indo e vindo... (Sêneca, 2005, p. 29)

A seguinte passagem poderia ser de um autor moderno:

> Que o homem não se deixe corromper nem dominar pelas coisas exteriores e somente olhe para si mesmo, que confie em seu espírito e esteja preparado para o que o destino lhe envie, isto é, que seja artífice da própria vida. (Sêneca, 2009, p. 102)

O final dessa fase clássica da filosofia da Antiguidade pode ser marcado pelo romano Boécio (480-524 d.C.), cujas *Consolações da filosofia* já eram cristãs, religiosas. Atribui-se a Boécio a origem remota da chamada "Oração da serenidade", adotada por grupos de ajuda mútua como os Alcoólicos Anônimos (AA). Essa oração pode ser lida ignorando-se a religiosidade e levando em conta apenas o autoescrutínio:

> Senhor, concedei-nos serenidade para aceitar o que não podemos mudar. E coragem para mudar as coisas que podemos mudar. Também a sabedoria para distinguir uma coisa da outra.

Saltando séculos de filosofia dominada ou influenciada pela religião, Nietzsche finalmente declara a morte de Deus no final do século XIX, enquanto pensadores como Schopenhauer e Kierkegaard voltam a refletir sobre a angústia humana, enfim em termos não religiosos. Outros filósofos de leitura difícil, tais como Husserl e Heidegger, formularam conceitos modernos sobre a filosofia da existência e a fenomenologia. Tais conceitos são tão técnicos que eu não tentaria explicá-los aqui. Não obstante, constituem as bases das psicoterapias existenciais e da "filosofia clínica" que mencionei. É sob a influência desses filósofos que Jean-Paul Sartre (1905-1980) formula os seus conceitos do *existencialismo*, doutrina que representa neste livro a linhagem filosófica recente sobre o viver humano, com implicações para se pensar os TADs.

A conferência "O existencialismo é um humanismo" (Sartre, 1978) foi proferida em 1946. Dela extraí citações e temas que julguei representativos.

"A Existência precede a essência", diz Sartre. Isso pode ser entendido assim: não é que você nasceu com uma essência como pessoa e a partir dela conduz a existência de certo modo, mas sim que o modo como você existe para você e para os outros vai constituir a sua essência e autenticidade.

Para Sartre, um homem é "o que se lança para um futuro... que é consciente de se projetar no futuro". Tem de assumir "total responsabilidade pela sua existência", o que não apenas quer dizer pela "sua restrita individualidade, mas que é responsável por todos os homens".

Quando não se crê mais em Deus nem em religiões,

não encontramos diante de nós valores ou imposições que nos legitimem o comportamento. Assim não temos nem atrás de nós, nem diante de nós, justificações ou desculpas. Estamos sós e sem desculpas. É o que traduzirei dizendo que o homem está condenado a ser livre.

Parece desesperador e pessimista? Paradoxalmente, pode ser libertador, desfazendo angústias inúteis como faz o quádruplo remédio de Epicuro que citei há pouco. E não adianta se autoenganar com o que Sartre chamou de "má-fé", dizendo que "as circunstâncias foram contra mim, eu valia muito mais do que aquilo que fui... foi porque não tive um grande amor, ou uma grande amizade..." Ou "não escrevi livros muito bons, mas foi porque não tive tempo para fazê-lo". O contrário disso, a autenticidade, é ser livre e assumir o que se é e o que se pode ser, arcando com todos os seus ônus e bônus. Nessa condição de bem viver, "não posso querer senão a liberdade dos outros". Nessa condição filosófica ideal, não preciso aparentar nada, fazer pose, impor minha liberdade com coerção ou violência sobre a liberdade de ninguém. Meu ser já não depende de *status*, riqueza, poder, doutrinação. Saberei da morte o tempo todo e por isso viverei bem, cada dia experimentado como toda uma vida, como uma colheita existencial abundante (o *carpe diem* do romano Horácio). Em função disso, viverei e morrerei glorioso como queriam os antigos gregos, impassível e sem temer o inevitável.

6. Pragmatismo médico e a medicina "ideal"

LÓGICA CLÍNICA E PRAGMATISMO

O QUE ME MOTIVA a clinicar como eu clinico é o dito *pragmatismo* – no sentido filosófico que emana do matemático, lógico e filósofo americano Charles Sanders Peirce (1839-1914). Este funda seu singular conceito de pragmatismo na leitura atenta e no diálogo com 20 séculos de filosofia ocidental; com pensadores e cientistas que foram seus contemporâneos, como o naturalista Charles Darwin ou o psicólogo William James; com Kant; com os chamados "empiristas" ingleses do século XVIII (Hume, Berkeley, Locke); com filósofos medievais como Duns Scotus e Abelardo; e com os gregos antigos, sobretudo Aristóteles.

Peirce considera o significado de qualquer signo ou símbolo a soma total das consequências da concepção dessa coisa sobre o presente e o futuro de tudo e todos. O significado final de qualquer signo, imagem, foto, diagrama, caricatura, vídeo, jogo de palavras, conceito ou raciocínio é, assim, o impacto global do que deriva potencialmente, mas também de fato, de sua enunciação.

No caso dos TADs, isso significa que o tratamento proposto seja o mais eficaz ao menor risco (por exemplo, efeitos colaterais perigosos ou fatais) e custo para a saúde. Custo para saúde engloba o trabalho do fígado e dos rins para processar e excretar um medicamento, mas engloba também a perda de tempo do paciente e desgaste pessoal (tirar sangue, preencher relatórios de "convênios", tomar os remédios), além do custo em dinheiro (consultas + exames não "cobertos" + conta da farmácia). Também existe o custo imponderável e psicológico de "estar doente e tomar remédio".

Na visão pragmática pró-saúde, seguindo Peirce, acredito que tudo que for adequado como medida farmacológica, psicológica ou geral, gerando um somatório ou "multiplicatório" de fatores favoráveis, pode e *deve* ser feito nos TADs para obter os resultados de melhora, restabelecimento e cura. Isso abarca do alívio momentâneo da angústia e do mal-estar com o uso circunstancial de um calmante tarja-preta a anos seguidos de psicoterapia.

Há pacientes que já chegam pedindo o remédio que resolveria mesmo os casos mais difíceis, algo que acabaram de pesquisar na internet. Devemos esclarecer que na pragmática médica, porém, existe uma escala, que indica uma primeira escolha medicamentosa, uma segunda escolha, e assim por diante, em função do custo/risco *versus* benefício. São as diretrizes de tratamento que *a priori* devem ser seguidas. Por exemplo: em TOC, inicia-se com medicamentos que agem sobre a serotonina e com psicoterapia. Se necessário, acrescentam-se outros fármacos mais fortes ou com maior risco. Se não houver melhora, pensa--se em recursos como estimulação eletromagnética e até mesmo em radiocirurgia.

Às vezes o medicamento que pode ser mais eficiente em mais casos é o de última escolha, pelo potencial de produzir efeitos colaterais graves, como uma anemia fatal; para tentar usá-lo, quando opções mais seguras já falharam, o paciente tem de fazer um hemograma preventivo e "detectivo" a cada semana e, ainda assim, há a possibilidade remota de ocorrer a tal anemia. Em função dos riscos e do custo desses cuidados, só se prescreve esse medicamento quando vários outros não foram eficazes. É preciso que o paciente entenda esse pragmatismo do psiquiatra para confiar nele e seguir o tratamento proposto; afinal, não se usam as armas mais poderosas e arriscadas no princípio de uma guerra.

O paciente precisa entender o que funciona ou tende a funcionar para a maioria das pessoas, a que risco e a que custo global. Às vezes, ele chega sugerindo algo novo, uma descoberta recente da "ciência", alavancada pelo marketing farmacêutico e publicada em semanários populares entre as classes média e alta, como *Veja* ou *IstoÉ*. Todavia, como vimos, o tratamento que pode ser o mais adequado e ter mais chance de funcionar com menor risco pode ser com aquele remédio que existe há mais de 50 anos, é barato ou mesmo distribuído sem custo no sistema de saúde brasileiro, o SUS.

Assim, não se começa o tratamento pelo medicamento menos testado ou menos comprovado em segurança clínica, aquele lançado anteontem em algum país, nem pelo que o marketing diz que é novo e "moderno" (e sempre mais caro). Tampouco se deve confiar *a priori* em alguém alegando resultados miraculosos, quaisquer que sejam.

O cuidado médico de pessoas reais não deveria ser encarado como apenas *mais* um mercado, de medicamentos, de seguros-saúde, de vitrines de políticos, de redes de farmácias e grifes de hospitais. Mas o fato é que o foco é ainda obviamente empresarial, embora o marketing do setor seja intuitivamente um pouco mais disfarçado e cheio de boas intenções, "sempre trabalhando para promover a saúde e o bem-estar".

Pense também nas publicações médicas tidas como "sérias" (até mesmo o *Lancet* ou o *New England Journal of Medicine*), que têm trechos específicos hiperdivulgados entre os médicos dos países ricos; essas escolhas editoriais são por vezes tendenciosas, favorecendo trechos alavancadores de vendas por parte de *lobbies* corporativos com interesses de bilhões de dólares, que conseguem assim formar os "formadores de opinião". Uma medida de tratamento como caminhar 40 minutos por dia, eficaz contra várias enfermidades, é pouco divulgada, mas o medicamento recém-aprovado, caro e mostrado em toda parte é "sensacional".

Considerando-se as mulheres da vida real, haverá mesmo um "Viagra", "Addyi", ou outra pílula rosa a levantar a qualquer momento o desejo sexual feminino e promover um sexo fabuloso? Lembre que o Federal Drug Agency americano aprova ou não medicamentos graças a *lobbies* envolvendo os tais bilhões de dólares da indústria farmacêutica. Além disso, os critérios para diagnósticos psiquiátricos usados nas pesquisas sobre tratamentos provêm da controversa bíblia da psiquiatria americana, o *DSM-5*.

Considero incorreto ser assim novidadeiro, "americanizado", seguir a última moda em medicina, bem como ir a muitos almoços "de graça" da indústria farmacêutica. Os médicos antigos já diziam também algo prudente: "Não seja o primeiro nem o último a receitar dado remédio". O paciente precisa entender essas escolhas éticas do médico para conseguir se tratar com êxito.

Existe também a possibilidade de o paciente insistir em não tomar nenhuma medicação convencional que vários médicos lhe receitaram, mas certo remédio extraído de plantas do cerrado brasileiro. "Ah, conheço alguém muito confiável que se curou com este remédio indígena do Xingu." Isso pode ser contestado pelo médico, porque conhecemos a eficácia do tratamento convencional, o que nem sempre (ou quase nunca) acontece com os métodos alternativos não consagrados. No mínimo, a padronização de doses e os modos de usar são ainda hoje fatores limitantes para o emprego de bons princípios ativos (lembre o exemplo da lavanda, cujo óleo é purificado até se tornar um antidepressivo).

Mencionei outro antidepressivo, o hipérico ou erva-de-são-
-joão. Por não se tratar de uma síntese química em um frio laboratório, os "naturebas" o consideram isento de problemas; porém, não se trata de um antidepressivo melhor, pior ou mais seguro, é apenas mais uma opção. O hipérico pode ser empregado em casos leves de TAD, embora às vezes seja necessário convencer o paciente de que um medicamento convencional é mais indicado

no seu caso, ou que há contraindicações (por exemplo, hipérico combinado a certos medicamentos oncológicos ou para HIV).

É isso que diferencia as chamadas medicinas integrativas e complementares – aceitas como tratamentos válidos e já adotadas em importantes centros médicos – das medicinas radicalmente "alternativas", que no limite podem esbarrar no nunca comprovado, quando não na pura crendice ou mesmo na charlatanice.[25]

Pragmaticamente, o tripé de tratamento "medicamento--psicoterapia-medidas gerais" parece ser eficaz em longo prazo, sobretudo se tentamos e conseguimos conhecer um pouco do estilo do paciente. Um exemplo é a moça ansiosa que comenta de passagem que está abraçando a cultura indiana; se for instigada a fazer ioga nesse espírito, em uma prática bem orientada, o risco é baixo. Ela não vai sair torta, não é doloroso nem muito caro – digo que será ótimo para ela e que de fato vai contribuir com melhora.

Já aquele paciente "*nerdie*" estuda engenharia e adora matemática; vê tudo em gráficos e certamente fará com entusiasmo tabelas de seus progressos em relação ao sono e à alimentação. Vai curtir o relógio tecno acoplado ao celular para contabilizar sua atividade física e seu consumo calórico e avaliar suas curvas de estresse, ou ainda utilizar técnicas de *biofeedback*. Tudo isso auxiliará o tratamento. Em suma, acredito que a compreensão do indivíduo pelo médico e sua parceria com ele é que embasam o tratamento bem-sucedido de um TAD.

Outro aspecto do pragmatismo médico é o custo-benefício. É muito melhor tratar os TADs que tratar as consequências da ansiedade e das depressões, as somatizações. Um ansioso grave não dorme direito, tem gastrite, pressão alta, dores pelo corpo, pega mais doenças que todo mundo porque está imunologicamente

---

25. Sobre o assunto, veja mais em: <https://pt.wikipedia.org/wiki/Medicina_alternativa>. Acesso em: 29 out. 2015; veja também o ótimo dossiê "Health for Life", na newsweekinternational, de 4 out. 2004.

debilitado, tem travamentos nas costas ou no pescoço e ingere uma infinidade de remédios – com e sem receita.

Estar cronicamente ansioso ou deprimido, ao longo dos anos, acaba com a saúde de modo geral. Pragmaticamente, é muitas vezes preferível tomar um antidepressivo em longo prazo do que vários remédios para dormir, para dor de cabeça ou de estômago, diarreias, contraturas, antigripais, antibióticos, antivertiginosos e calmantes, ainda que de modo ocasional.

Como os quadros ansioso-depressivos tendem a ser crônicos e recorrentes, o psiquiatra ideal objetiva recorrer à farmacoterapia pelo menor tempo e na menor dose possível, desde que seja suficiente para obter o restabelecimento do paciente com o menor número de ciclos de tratamento. Visa também ao menor risco de recorrências após o término das fases de tratamento farmacológico, priorizando prevenir futuros episódios doentios por meio da psicoterapia, das medidas gerais e das mudanças no estilo de vida.

No tratamento dos casos mais graves e crônicos de TAD, sobretudo em pessoas mais velhas com diversas crises depressivas e ansiosas ao longo da vida, o resultado real pode ser apenas o controle e a redução de sintomas e mal-estar, sem que se possa dizer que o paciente está pleno, feliz e cheio de projetos, ou "curado". No entanto, como vimos, em contraste com outros diagnósticos psiquiátricos para os quais a medicina tem hoje menos respostas – e prognósticos menos animadores, como no mal de Alzheimer e na esquizofrenia grave –, o prognóstico em TAD é, na maioria das vezes, de *restitutio ad integrum*, como diziam meus professores em latim: a restituição integral do melhor funcionamento antes de uma doença. O paciente pode voltar completamente ao seu "normal", ao que sempre foi, ou ficar melhor que antes – sobretudo nas distimias, aquelas depressões leves, mas muito crônicas.

Outra aplicação do pragmatismo: com certos pacientes de TAD que se autossabotam, não adianta estabelecer um cronograma de sessões de acupuntura ou exercícios físicos progressivos e bem dosados, pois ele não o cumprirá. Ao contrário, esse não cumprimento só aumentará a culpa pelo "oráculo autoconfirmatório" de seu pouco valor e será incluído no rol de todas as coisas que o paciente supõe que nunca mais vai conseguir realizar.

Boa parte dos TADs tem relação com excessos, inclusive de cobrança. Se um estudante diz que, para conseguir algo, tem de trabalhar muito e mostrar números positivos, fazer MBA, aprender chinês e assim por diante, assume uma quantidade de tarefas das quais não dará conta. É preciso reconhecer as limitações individuais e aprender a respeitá-las, fixando metas realistas. É impossível realizar tudo, ser bom em tudo; não se pode ter sentimento de culpa em relação a isso. Temos de fazer escolhas. Nesse sentido, vale também o pragmatismo de harmonizar conquistas *versus* qualidade de vida no projeto existencial de cada um.

Em suma, o tratamento ideal para os TADs busca, a meu ver, a harmonia do bem viver, a "justa medida" dos antigos gregos – aquilo que procurei equacionar neste livro como um tripé medicamento-psicoterapia-medidas gerais integradas, cada medida avaliada e pensada pelo psiquiatra segundo as necessidades e possibilidades de cada um. É também a busca da sinergia, da conjugação de esforços e vetores positivos no tratamento, visando ao ideal da cura.

A PSIQUIATRIA IDEAL

DA RELAÇÃO "EU-TU" IDEAL e fraternal que desejava o filósofo Martin Buber (1982) emerge o princípio mediante o qual o paciente pode compartilhar com o psiquiatra sua angústia humana e sua vivência de mal-estar, quaisquer que sejam elas, como se fossem dores corporais.

O médico pode e deve, por sua vez, explicar até que ponto a melhora é possível com os recursos médico-psicológicos disponíveis, sem hipocrisia, sem falsas promessas, com realismo e alma; só com a verdade, dita na hora certa, o paciente já melhora, por pior que seja a situação.

Numa psiquiatria ideal, o médico precisa sempre estabelecer um vínculo significativo de confiança. Vimos que cuidar de transtornos ansiosos e depressivos não é como tratar a fratura de um braço – situação cujo tratamento tende a ser igual, não importa muito quem é a pessoa, no que ela acredita e faz, como está inserida na família, no trabalho, na sociedade. No caso dos TADs, as condições ambientais, existenciais e psicológicas e o "jeitão" de cada paciente importam – e muito.

O sofrimento psíquico é como uma dor sem corpo que o paciente confia ao psiquiatra. No dia a dia, encontramos gente traída, humilhada, desenganada e desesperada de vários modos, que se queixa, por exemplo, de ter descoberto um desfalque do melhor amigo na empresa familiar. Gente que teve um câncer grave e está fazendo exames há meses por conta de febres contínuas, sem ter ainda um diagnóstico. Alguém que acaba de perder um filho. "Você entende a angústia e o desamparo que estou sentindo?", pergunta o paciente na primeira consulta. "Consigo entender", responde o psiquiatra. Se isso é verdade, já é um começo de vínculo e da possibilidade de um tratamento adequado. Isso significa cuidar e tratar, buscar o melhor para o doente – o nosso próximo –, e não apenas combater uma doença. Maimônides (*apud* Lown, 2008, p. 17), o grande médico árabe-judeu do século XII, dizia: "Possa eu jamais esquecer de que o paciente é meu semelhante, transido de dor: que jamais o considere mero receptáculo da doença".

Com base nesses pressupostos e no vínculo de confiança e empatia, o ideal é que o psiquiatra explique bem ao paciente cada fase do diagnóstico e do tratamento e o que esperar em cada uma delas. Porém, nem sempre as coisas saem como o desejável.

Vimos que, nos TADs, há retardos e retrocessos desanimadores. O médico dá um remédio, depois outro, e não funciona. Levam-se semanas para saber se um dado medicamento está de fato beneficiando o indivíduo. É desapontador quando ele, depois de três meses, chega à conclusão de que não melhorou. Há também respostas parciais frustrantes. "Ah, consigo dormir agora, mas ainda não consigo ir trabalhar."

Outros se queixam de efeitos colaterais intensos: "Melhorei, não tenho mais medo de entrar no elevador, mas os meus cheques estão voltando porque a minha mão treme sem parar na hora de escrever". Sabemos que alguns remédios utilizados no tratamento dos TADs podem afetar a vida sexual. Há casos em que a pessoa perde a libido ou demora demais para ter orgasmos. Por vezes os efeitos colaterais, como tontura ao levantar, são supervalorizados pelo paciente, dando um novo foco para a ansiedade e para a hipocondria. Deve-se sempre evitar que a doença do paciente passe a incluir o aspecto "ser doente".

Por conta do tempo que se leva para avaliar a resposta ao tratamento e os efeitos colaterais vividos ou supostos, ocorrem muitas desistências antes de se observar uma melhora significativa ou sustentável, sobretudo quando não há uma boa relação médico-paciente e uma compreensão adequada do *timing* do tratamento. Vejo isso toda hora. A realidade, porém, é que o tratamento do TAD é longo e por vezes tem desses percalços. Numa estimativa rápida, só 50% a 60% dos pacientes em primeiro tratamento respondem ao primeiro antidepressivo prescrito na dose básica. Para os restantes, é preciso aumentar doses, trocar ou adicionar remédios. Inúmeros pacientes que recebo já se trataram mais de uma vez com antidepressivos ou outros medicamentos psiquiátricos nos últimos anos, por vezes sem sentir que "acertaram".

Os TADs não são uma situação em que, depois de certo transcurso, o médico e o próprio paciente têm certeza de que tudo está resolvido ou que o problema não vai voltar. Também por isso, a confiança no médico e o entendimento de todo o processo pelo paciente são tão importantes.

Como psiquiatra, sinto ter êxito, de forma geral, não porque usei melhor esse ou aquele elemento técnico do tratamento, e sim pela insistência no lado humano, no diálogo e na relação médico-paciente, cuidando do nível de *confiança* dos indivíduos no trabalho clínico, o que os faz persistir um pouco mais – aquela persistência que, enfim, faz a diferença. É um trabalho de resgate da tradição médica que começa com os antigos gregos, da arte da clínica desenvolvida ao longo dos tempos e de sua incontornável questão ética (o bem real do paciente), todas meio esquecidas nos últimos tempos. Acredito que tudo isso permite ao psiquiatra compreender de forma mais global e profunda a situação da pessoa que busca ajuda, o que deixa o paciente confiante para seguir todas as etapas do tratamento e seus componentes.

Como entendo que nos casos de TADs não se deve focar somente na farmacoterapia ou nas tecnologias, mas também empregar outros meios, de psicoterapia e medidas gerais, o paciente deve ser eticamente conduzido, pela arte do convencimento (retórica) do médico, a endossar essa estratégia e a aproveitar tudo que possa favorecê-lo, pragmaticamente. A persuasão pela confiança no saber e na boa intenção do médico corresponde ao ideal de Platão de medicina do corpo e da alma integrados – que são, enfim, os objetos da psiquiatria ideal.

Há muito espaço para escolhas pessoais dos pacientes, entre tantas que se podem fazer para viver a "boa" vida, que também é uma vida saudável, justa e agradável, como diria Epicuro. Na mesma época, Hipócrates ensinava que o médico tem de encontrar um diagnóstico para cada idade, cada paciente e cada jeito de ser, bem como um regime de tratamento correspondente. Isso não mudou – e promete continuar assim pelos próximos milênios. Dizia também Hipócrates (2002, p. 50):

A vida é curta, a arte [médica] é longa, a ocasião (*kairós*) é fugidia, a experiência enganosa, o julgamento (clínico) difícil.

É preciso fazer não somente o que convém, mas ainda fazer com que o paciente, os assistentes e as coisas exteriores contribuam para isto.

Depoimentos e leituras que podem ajudar

ALGUNS LIVROS PODEM AJUDAR o paciente a entender os percalços e evoluir no tratamento, pois são depoimentos e não tratados médicos. É o caso de duas obras do roteirista da TV Globo Gugu Keller, *Síndrome do pânico* (1997) e *Conversando sobre a síndrome do pânico* (2000), nos quais ele descreve o que viveu. Mais densa e bem embasada tecnicamente é a reportagem escrita pelo jornalista Andrew Solomon, *O demônio do meio-dia: uma anatomia da depressão* (2002). Já a jornalista carioca Cátia Moraes escreveu *Eu tomo antidepressivo, graças a Deus! – Pacientes e médicos desmistificam o tratamento psiquiátrico* (2008), de leitura bastante acessível.

Há ainda *A mente inquieta* (2002), de Kay Redfield Jamison, psiquiatra com transtorno bipolar que estudou o próprio caso. Uma cartunista americana, Ellen Forney, da turma de Robert Crumb, fez um livro em quadrinhos superpop, *Parafusos – Mania, depressão, Michelangelo e eu* (2014).

Em *O homem que não conseguia parar – TOC e a história real de uma vida perdida em pensamentos* (2014), o escritor e editor inglês David Adam relata sua vida com um transtorno obsessivo-compulsivo oculto de todos por longos anos e, afinal, sua melhora com os tratamentos, além de discutir a história e os rumos da psiquiatria atual.

Já a escritora, cronista e roteirista Tati Bernardi, em *Depois a louca sou eu*, retrata – com estilo literário feminino e desbocado – como viveu pânicos, ansiedades, hipocondria e abuso de medicamentos. Fala ainda dos tratamentos que tentou, nem sempre com bons resultados.

Há também diversos livros de divulgação científica e de orientação ao público geral sobre TAD e seus tratamentos. Identifico-me mais com os seguintes: *O pânico*, de Dorgival Caetano (2000), *O stress*, de Lipp e Novaes (2000), e *Depressão*, de Sue Breton (2000).

Outras obras sobre TAD em abordagens não técnicas têm sido publicados. Cada autor tem uma visão sobre o assunto e todos contribuem de algum modo, embora, em minha opinião, haja nos trabalhos mais recentes uma unanimidade rasa no enfoque cognitivo-comportamental e classificatório da psiquiatria americana, que hoje domina o modo de pensar, pesquisar e exercer a psiquiatria no plano mundial.

Referências bibliográficas

Assis, Machado de. *O alienista*. São Paulo: Penguin Companhia, 2014.

Adam, David. *O homem que não conseguia parar: TOC e a história real de uma vida perdida em pensamentos*. Rio de Janeiro: Objetiva, 2014.

Barros Neto, Tito Paes. *Sem medo de ter medo: um guia prático para ajudar pessoas com pânico, fobias, obsessões e estresse*. São Paulo: Casa do Psicólogo, 2010.

Benson, Herbert; Corliss, Julie; Cowley, Geoffrey. "Health for life: mind & body". *Newsweek*, 4 out. 2004, p. 30-45. Disponível em: <newsweek international.com>. Acesso em: 17 maio 2015.

Bernardi, Tati. *Depois a louca sou eu*. São Paulo: Companhia das Letras, 2016.

Botton, Alain de. *Desejo de status*. Porto Alegre: L&PM, 2013.

_____. *As consolações da filosofia*. Porto Alegre: L&PM, 2014.

Brasil. Ministério da Saúde. *Guia alimentar para a população brasileira*. 2. ed. Brasília: Ministério da Saúde, 2014. Acesso em: 15 maio 2015.

Breton, Sue. *Depressão: esclarecendo suas dúvidas*. São Paulo: Ágora, 2000. (Série Guias Ágora)

Buber, Martin. *Do diálogo e do dialógico*. São Paulo: Perspectiva, 1982.

Caetano, Dorgival. *O pânico*. São Paulo: Contexto, 2000. (Série Conhecer & Enfrentar)

Danucalov, Marcello A. D. *et al*. "A yoga and compassion meditation program reduces stress in familial caregivers of Alzheimer disease patients". *Evidence-Based Complementary and Alternative Medicine*, abr. 2013.

De Quincey, Thomas. *Confissões de um comedor de ópio*. Rio de Janeiro: Ediouro; Sinergia, 2005.

Dunbar, Robin *et al*. "Laughter is the best medicine". *Proceedings of the Royal Society B*, 14 set. 2011. Disponível em: <royalsociety.org>. Acesso em: 11 jun. 2015.

EPICURO. *Sentenças vaticanas/Máximas principais*. Trad. João Quartim de Moraes. São Paulo: Folha de São Paulo, 2015. (Coleção Folha Grandes Nomes do Pensamento, v. 20.)

ERNST, Edzard. *Oxford handbook on complementary medicine*. Oxford: Oxford University Press, 2008.

FERRY, Luc. *Aprendendo a viver*. Rio de Janeiro: Objetiva, 2005.

FISSLER, Maria; QUANTE, Arnim. "A case series on the use of lavendula oil capsules in patients suffering from major depressive disorder and symptoms of psychomotor agitation, insomnia and anxiety". *Complementary Therapies in Medicine*, v. 22, n. 1, 2014.

FORNEY, Ellen. *Parafusos: mania, depressão, Michelangelo e eu*. São Paulo: Martins Fontes, 2014.

GILL, Alan; WOMACK, Rosalind; SAFRANEK, Sarah. "Does exercise alleviate symptoms of depression?" *The Journal of Family Practice*, v. 59, n. 9, 2010, p. 530-31.

HERRINGEL, Eugen. *A arte cavalheiresca do arqueiro zen*. São Paulo: Pensamento, 1984.

HIPÓCRATES. *Conhecer, cuidar, amar: o juramento e outros textos*. São Paulo: Landy, 2002.

JAMISON, Kay R. *Uma mente inquieta*. São Paulo: Martins Fontes, 2002.

JAZAYERI, Shima *et al*. "Comparison of therapeutic effects of omega-3 fatty acid eicosapentaenoic acid and fluoxetine, separately and in combination, in major depressive disorder". *Australian and New Zealand Journal of Psychiatry*, v. 43, n. 3, 2008, p. 192-98.

KAPLAN, Harold; SADOCK, Benjamin. *Manual de psiquiatria clínica*. Rio de Janeiro: Medsi, 1992.

KASPER, Siegfried *et al*. "Lavender oil preparation Silexan is effective in generalized anxiety disorder – a randomized, double-blind comparison to placebo and paroxetine". *International Journal of Neuropsychopharmacology*, v. 17, n. 6, 2014.

KELLER, Gugu. *Síndrome do pânico*. São Paulo: Globo, 1997.

_____. *Conversando sobre a síndrome do pânico*. São Paulo: Globo, 2000.

KOHN, Monica *et al*. "Medical yoga for patients with stress-related symptoms and diagnosis in primary health care: a randomized controlled trial". *Evidence-Based Complementary and Alternative Medicine*, abr. 2013.

KRAMER, Peter. *Ouvindo o Prozac: uma abordagem profunda e esclarecedora sobre a pílula da felicidade*. Rio de Janeiro: Record, 1995.

LAERTIUS, Diogenes. *Vidas e doutrinas dos filósofos ilustres*. Brasília: Ed. da Universidade de Brasília, 2008.

LI, Fang; LIU, Xiaoquin; ZHANG, Dongfeng. "Fish consumption and risk of depression: a meta-analysis". *Journal of Epidemiology Community Health*, 10 set. 2015. Disponível em: <http://mdlinx.pdr.net/nursing/news-article.cfm/6333215/depression>. Acesso em: 23 set. 2015.

LIMA, Paulo de Tarso. *Medicina Integrativa: a cura pelo equilíbrio.* São Paulo: MG Editores, 2009.

LIPP, Marilda; NOVAES, Lucia E. *O stress.* São Paulo: Contexto, 2000. (Série Conhecer & Enfrentar)

LOWN, Bernard. *A arte perdida de curar.* São Paulo: Peirópolis, 2008.

MARINOFF, Lou. *Mais Platão, menos Prozac: a filosofia aplicada ao cotidiano.* Rio de Janeiro: Record, 2005.

MORAES, Cátia. *Eu tomo antidepressivo, graças a Deus! – Pacientes e médicos desmistificam o tratamento psiquiátrico.* Rio de Janeiro: Bestseller, 2008.

MORENO, Angela. "Respirar faz a diferença". *Boletim da Clínica Com-ciência*, 14 ago. 2008.

NETO, L. Francisco. "Religião e psiquiatria". In: RAMADAM, Zacaria B. A.; ASSUMPÇÃO JR., Francisco (orgs.). *Psiquiatria: da magia à evidência.* São Paulo: Manole, 2005.

PLATÃO. *Fedro.* Lisboa: Guimarães, 1986.

RAÍ. *Como gostar de esporte.* São Paulo: Abril, 2013.

REITE, Martin; RUDDY, John; NAGEL, Kim. *Transtornos do sono.* Porto Alegre: Artes Médicas, 2004.

REYNOLDS, Gretchen. "Sedentarismo pode remodelar o cérebro". *Folha de S.Paulo*, 18 fev. 2014. Suplemento do *NY Times.*

ROOS, Theo. *Vitaminas filosóficas: a arte de bem viver.* Rio de Janeiro: Casa da Palavra, 2005.

SARTRE, Jean-Paul. *Sartre.* São Paulo: Abril Cultural, 1978. (Coleção Os Pensadores).

SÊNECA. *Aprendendo a viver.* São Paulo: Martins Fontes, 2002.

_____. *Sobre a vida feliz.* Edição bilíngue. São Paulo: Nova Alexandria, 2005.

_____. *Da vida retirada; Da tranquilidade da alma; Da felicidade.* Porto Alegre: L&PM, 2009.

SERSON, Breno. "Pharmakon e vínculo". 2009a. Disponível em: <blogdobrenoserson.blogspot.com.br>. Acesso em: 30 out. 2015.

_____. "Psicanálise e sintomas depressivos". 2009b. Disponível em: <blogdobrenoserson.blogspot.com.br>. Acesso em: 26 out. 2015.

SERVAN-SCHREIBER, David. *Curar – O stress, a ansiedade e a depressão sem medicamentos nem psicanálise.* São Paulo: Sá, 2004.

SILVA D., Gerson. *Curso básico de yoga: teórico-prático*. São Paulo: Phorte, 2009.

SOLOMON, Andrew. *O demônio do meio-dia: uma anatomia da depressão*. Rio de Janeiro: Objetiva, 2002.

TANG, Yi-Yuan *et al.* "Neuroscience of mindfulness meditation". *Nature Reviews – Neuroscience*, v. 16, abr. 2015.

THASE, Michael; LANG, Susan. *Sair da depressão: novos métodos para superar a distimia e a depressão branda crônica*. Rio de Janeiro: Imago, 2005.

TRIPICCHIO, Adalberto; TRIPICCHIO, Ana Cecília. *A filosofia clínica e as psicoterapias fenomenológicas*. São Paulo: Apafic, 2000.

VARELLA, Drauzio. "Culpe o bispo". *Folha de S.Paulo*, 2 maio 2015.

WARBURTON, N. *Uma breve história da filosofia*. Porto Alegre: L&PM, 2012.

Agradecimentos

AGRADEÇO EM PARTICULAR A Thales Guaracy, que fez dos meus manuscritos dispersos um livro. Também a Felipe Lessa da Fonseca, Silvia Brasiliano e Renata Puliti pela leitura atenta dos originais e por suas perspicazes observações, por vezes incorporadas ao texto.

OS COLABORADORES

ADRIANA TREJGER KACHANI
Mestre e doutora em Ciências pela Faculdade de Medicina da Universidade de São Paulo (FMUSP), é graduada em Nutrição pelo Centro Universitário São Camilo e em Comunicação Social pela Escola de Comunicações e Artes da Universidade de São Paulo (ECA-USP). Coordenadora da Equipe de Nutrição do Programa da Mulher Dependente Química (Promud) do Instituto de Psiquiatria do Hospital das Clínicas da FMUSP. Membro da Sociedade de Cardiologia do Estado de São Paulo (Socesp). Autora do livro *Nutrição em psiquiatria* (Artmed), atua principalmente nas áreas de álcool e outras drogas, transtorno do humor, transtornos ansiosos e transtornos alimentares.

DANIELA CARMONA
Formada pelo Instituto de Ensino e Pesquisa em Yoga (Iepy), é professora de hatha ioga desde 2010. Pós-graduada em Anatomia do Movimento pela Universidade Federal de São Paulo (Unifesp) e em Medicina Integrativa pelo Hospital Albert Einstein, é também formada em Ioga Para o Parto e em Ioga Restaurativa. É coordenadora e professora do estúdio Quintal da Yoga, onde ministra aulas de hatha ioga, de ioga para o parto e de ioga restaurativa. Também conduz práticas de ioga no Programa de Apoio ao Idoso (PAI), no Hospital do Servidor, e no Centro Cultural da Penha, para a comunidade do bairro. É parceira da Casa da Gioconda – Corpo, Arte e Saúde, onde realiza oficinas especiais de ioga.

EDUARDO LUIZ DA ROCHA CESAR
Bacharel em Educação Física pela Universidade Estadual Paulista (Unesp), é especialista em Dependência Química pelo Grupo Interdisciplinar de Estudos de Álcool e Drogas (Grea) do Instituto de Psiquiatria da Faculdade de Medicina da Universidade de São Paulo (FMUSP). Membro da equipe da Clínica Arthur

Guerra, atua como *personal trainer* responsável pela montagem e execução do treinamento físico específico para o tratamento de diferentes dependências químicas. É ainda, coordenador do Movimente –Núcleo de Reabilitação Física em Saúde Mental (www.movimentereabilita.com.br).

NORVAN MARTINO LEITE

Médico, clínico geral e pediatra, é especialista em Acupuntura. É integrante do corpo docente da Associação Médica Brasileira de Acupuntura (Amba) e do Colégio Médico de Acupuntura (CMA), entidade responsável, em nível nacional, pela elaboração das provas de título de especialista em Acupuntura para médicos. Trabalhou na Secretaria de Saúde da Prefeitura de São Paulo, tendo sido responsável pela implantação do serviço de acupuntura no Hospital do Servidor Público Municipal (HSPM). À frente dessa instituição, implantou a primeira sala de meditação em um hospital público. Também coordenou os cursos de especialização em Medicina Tradicional chinesa promovidos pelo Centro de Estudos do HSPM. É estudioso da aplicação das ervas medicinais, isoladamente ou em associação com a acupuntura.

SILVIA BRASILIANO

Psicóloga e psicanalista, tem especialização em Psicanálise de Casal e Família pelo Sedes Sapientiae. Doutora em Ciências pela Faculdade de Medicina da Universidade de São Paulo (FMUSP), coordena o Programa da Mulher Dependente Química do Instituto de Psiquiatria do Hospital das Clínicas da mesma instituição. Membro efetivo do Núcleo de Estudos em Saúde Mental e Psicanálise das Configurações Vinculares (Nesme) e da Associação Internacional de Psicanálise de Casal e Família (AIPCF), foi uma das fundadoras da Associação Brasileira Multidisciplinar de Estudos sobre Dependências (ABRAMD).

www.gruposummus.com.br

IMPRESSO NA
sumago gráfica editorial ltda
rua itauna, 789 vila maria
02111-031 são paulo sp
tel e fax 11 **2955 5636**
sumago@sumago.com.br

GRÁFICA
sumago